Cosima Bellersen Quirini

Natur-
kosmetik
einfach selbst gemacht

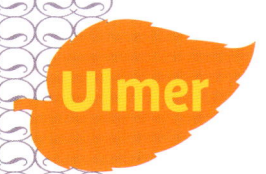
Ulmer

Bevor es losgeht

An die Töpfe, fertig, los!

Selbst kreativ werden

SERVICE

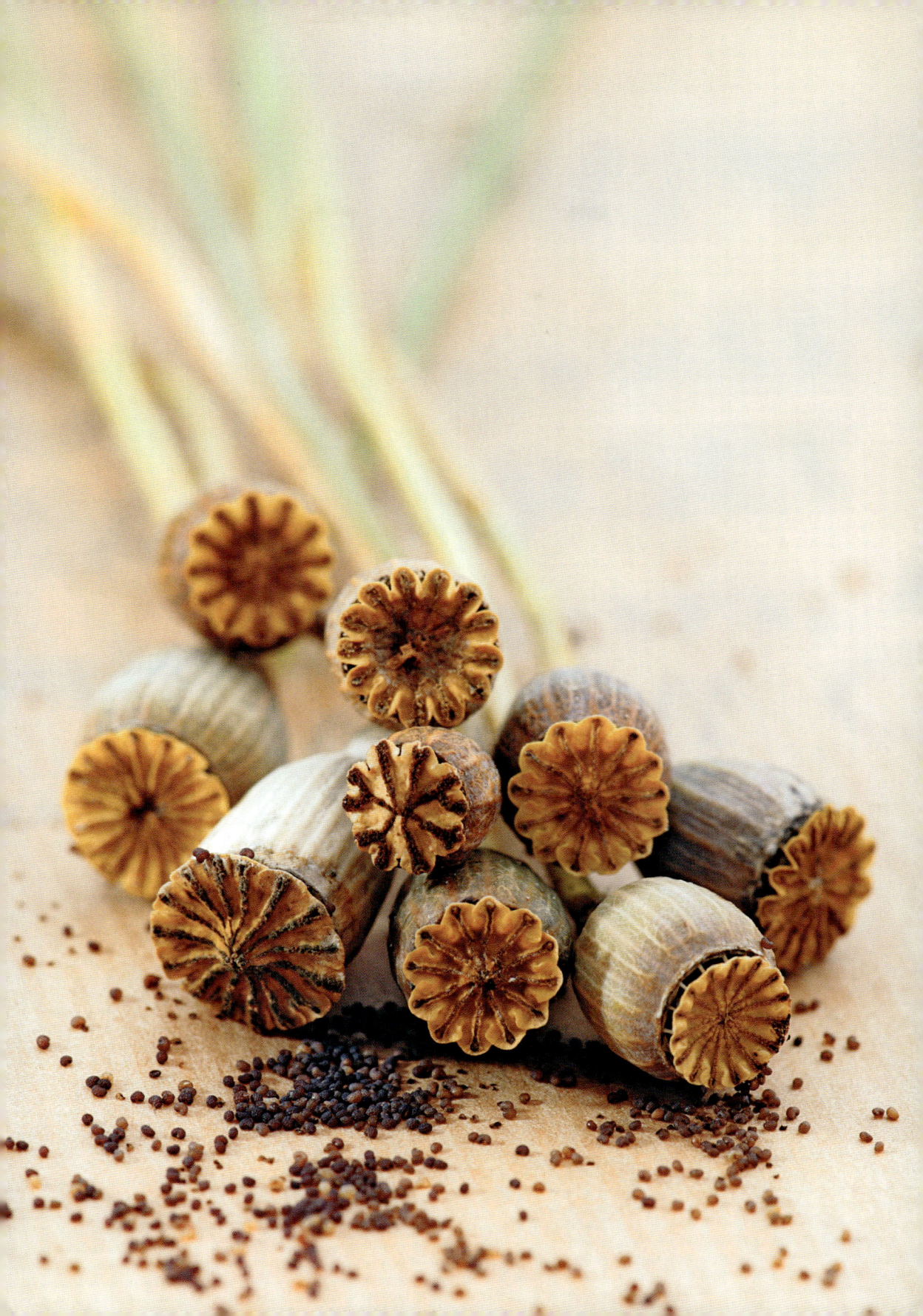

Natur für mich

Immer mehr Menschen sind unzufrieden mit all der künstlichen Kosmetik, mit ihren kryptischen und unübersichtlichen Angaben zu zweifelhaften Inhaltsstoffen. Nur wenige von ihnen, vielleicht eine Handvoll Landfrauen jenseits der Sechzig, wissen noch um das Geheimnis einer zarten Haut und gesunder Haare durch selbst gerührte Cremes, Buttern, Gele und Shampoos.

Seit sich aber die Hobbythek mit dem Selbermachen möglichst natürlicher und einfacher Kosmetik intensiv auseinandergesetzt hat und fast alle Zutaten relativ mühelos über Apotheken, Reformhäuser, Drogerien oder das Internet zu beziehen sind, ist es kein Hexenwerk mehr, sich Kosmetik selbst herzustellen. Wem also kostengünstige und gleichzeitig hochwertige Kosmetik am Herzen liegt, hat heute alle Möglichkeiten.

Ich selbst habe die positive Erfahrung natürlicher Kosmetik buchstäblich am eigenen Leib erfahren dürfen: Immer schon litt ich in der kalten

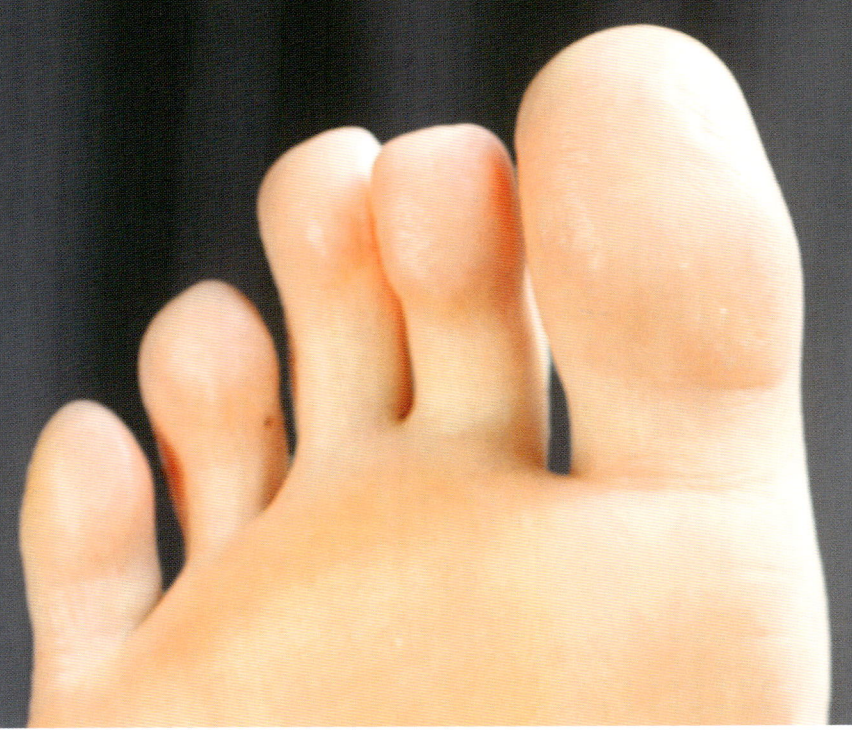

und feuchten Jahreszeit besonders heftig unter meiner empfindlichen Haut. Diese war von Kopf bis Fuß extrem trocken, schuppig, gerötet und manchmal sogar entzündet. Ich begann damit, für mich abgestimmte Kosmetika selbst herzustellen. Seitdem ich nur noch selbst gerührte Produkte nehme, sind die genannten Probleme wie vom Erdboden verschwunden. Meine Haut ist sogar bei tiefsten Minusgraden gut genährt und geschützt.

Doch auch ohne Leidensdruck ist es ein wundervolles Gefühl, sich mit einer frisch gerührten, noch lauwarmen Lotion von Kopf bis Fuß einzucremen und sich mit dem selbst gewählten Duft zu umhüllen. Dabei zu wissen, was auf die Haut kommt, macht die Sache noch entspannter. Und unsere Haut dankt es allemal!

Doch Achtung: Kosmetik selbst herstellen hat einen sehr, sehr hohen Suchtfaktor!

*Viel Spaß beim Rühren und Schütteln
wünscht Cosima Bellersen Quirini*

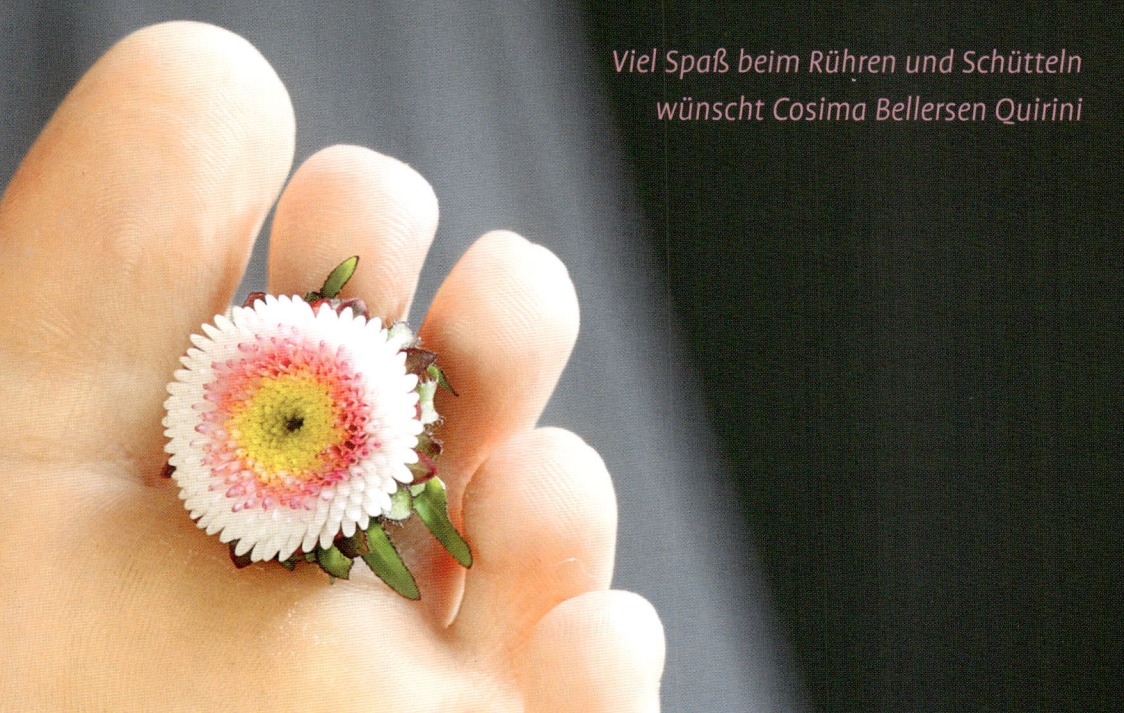

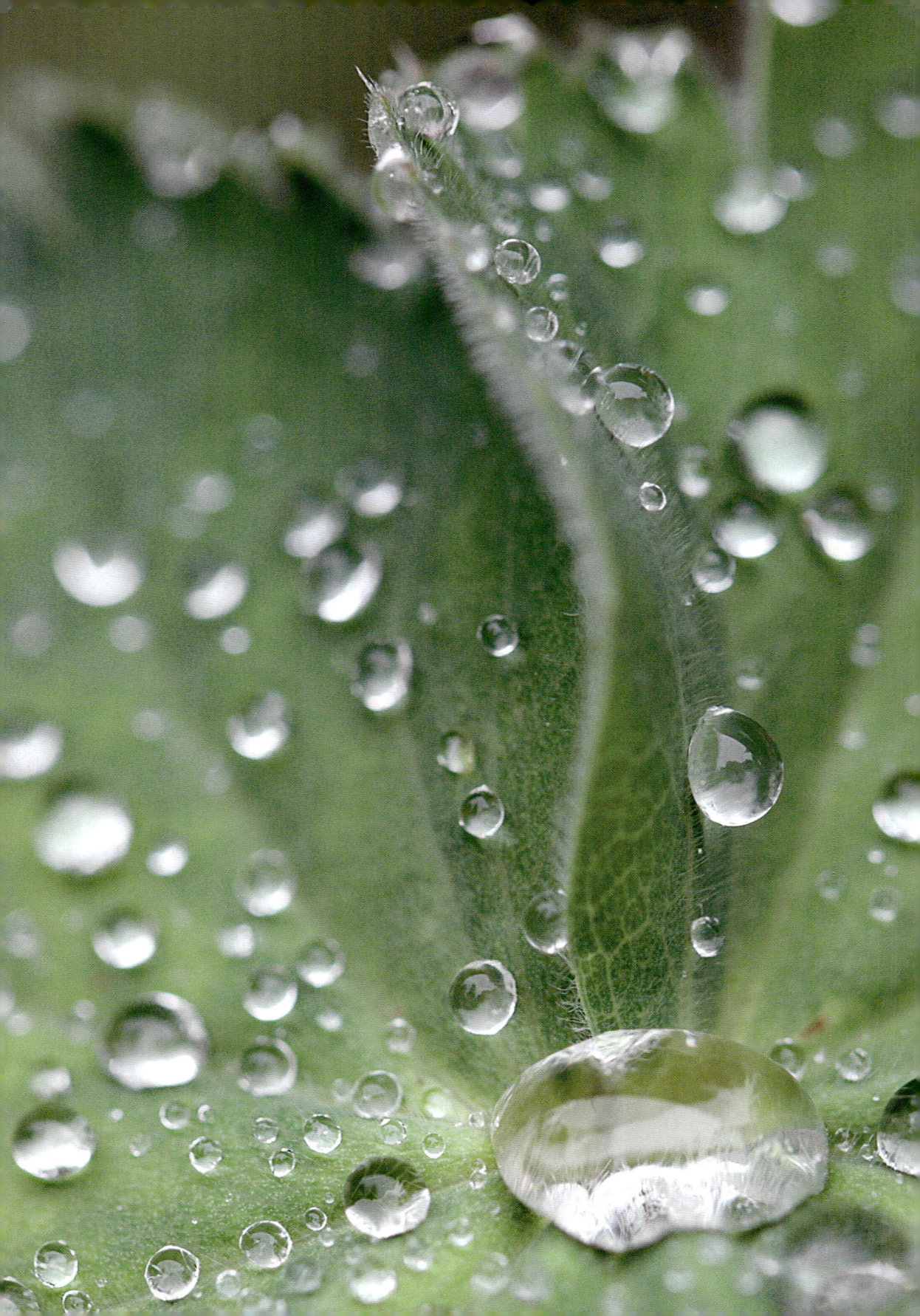

Bevor es losgeht

Wissen, was drin ist

*Ab jetzt stellen Sie sich die Zutaten Ihrer Kosmetik selbst zusammen: ganz und gar
auf Ihre Bedürfnisse und Wünsche abgestimmt. Wie viel davon aus dem Kühlschrank,
der Drogerie und dem Spezialhandel kommt, ist ganz allein Ihre Entscheidung!*

Wichtige Hinweise

Die im Buch verwendeten Stoffe
können teilweise Allergien auslösen. Allergiker sollten daher
immer vorsichtig mit ihnen
umgehen und an einer kleinen
Stelle am Unterarm zunächst die
Hautverträglichkeit mindestens 3
Tage lang prüfen.
Bestimmte ätherische Öle und
Essenzen sollten Schwangere meiden (ab Seite 121).
Pflege für Babys und Kleinkinder
kommt am besten ohne ätherische Öle aus – bis auf wenige
Ausnahmen wie Kamillenöl.
Grundsätzlich darf Selbstgerühr-
tes ohne Genehmigung nicht
verkauft werden. In den meisten
Orten ist dafür das Veterinäramt
zuständig. Informieren Sie sich
dort gegebenenfalls über die
Vorschriften.

ABKÜRZUNGEN

g	Gramm
Tr.	Tropfen
TL	Teelöffel
EL	Esslöffel
ML	Messlöffel (mit 2,5 ml)
Msp.	Messerspitze

SCHNELLE KÜCHENKOSMETIK Etwas Quark mit je einem Löffelchen Olivenöl, Zitronensaft oder Honig und einer zerdrückten Avocado oder Banane vermengt – schon haben Sie eine vitamin- und nährstoffreiche Haut- und Haarmaske. Es geht also ganz natürlich und ganz einfach, der Haut oder den Haaren einen angenehmen Kick zu schenken. Diese sogenannten „Küchenkosmetika" sind schnelle und hochwirksame Helfer für zwischendurch (vordere Umschlaginnenseite). „Küchenkosmetika" werden für den sofortigen Einsatz gemacht und sind nicht haltbar. Außerdem ersetzen sie nicht die komplexere und speziell für den Hauttyp abgestimmte Pflege für jeden Tag.

HOCHWERTIGE NATURKOSMETIK Die Rezepturen sind denkbar einfach, verzichten sämtlich auf Paraffine und kommen ohne belastende Zusätze aus – das Ergebnis sind sehr hochwertige kosmetische Produkte, die inhaltlich in der Regel viel mehr hergeben als jegliche industriell gefertigten Kosmetika. Die ausgewogene Zusammensetzung von intensiv pflegenden Basisölen und Fetten, hautfreundlichen Emulgatoren, feinen Essenzen, natürlichen Konservierungsstoffen, kraftvollen Wirkstoffen und wohl duftenden ätherischen Ölen garantiert eine Rundum-Wohlfühlkosmetik, deren Inhalte Ihnen ganz genau bekannt sind. Sie selbst bestimmen schließlich jede einzelne Zutat und können so ganz individuell auf Ihren persönlichen Hauttyp eingehen.

WIE VIEL SYNTHETIK DARF'S SEIN? Man kann darüber streiten, ob synthetische Stoffe überhaupt in Naturkosmetik gehören und letztendlich jeder für sich entscheiden. Nur so viel: Nicht alles, was direkt aus der Natur kommt, ist für unseren Körper unschädlich (man denke nur an die vielen Giftstoffe oder Allergene), und nicht alles Synthetische ist schädlich. Hier im Buch werden alle Stoffe, synthetisch hin oder her, angegeben und verwendet, die nach den Richtlinien für natürliche Kosmetik zugelassen sind.

Unsere Haut

Die Haut ist das größte, schwerste und funktionell vielseitigste Organ des Menschen. Umso wichtiger ist es, sich der Hautpflege zu widmen und dafür zu sorgen, dass die Bedürfnisse unserer Haut gestillt werden.

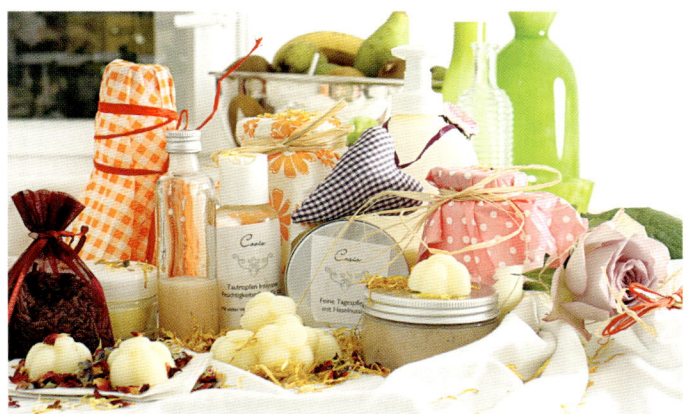

HAUTPFLEGE FÜR JEDEN TYP Mit der richtigen Pflege beugen Sie Hautproblemen vor oder lindern sie.

Belastungen ausgleichen Umwelteinflüsse, Schadstoffe, Allergien, Krankheiten, psychische Belastungen, hormonelle Schwankungen oder Ernährungs- und Lebensgewohnheiten haben einen großen Einfluss darauf, wie sich unsere Haut fühlt – und wir uns in ihr! Das ist nicht immer einfach. Kosmetik, und ganz besonders natürliche Kosmetik, hilft uns dabei, der Haut zu geben, was sie gerade benötigt. Sie übernimmt die Aufgabe, die Hautfunktionen zu unterstützen und auf das Wohlbefinden der Haut positiv einzuwirken. Ein gutes, auf den Hauttyp abgestimmtes Produkt schenkt der Haut die richtige Reinigung, gibt ihr ausreichend Pflege wie Fett und Feuchtigkeit und schleust unterstützende Wirkstoffe und Nährstoffe ein.

Individuelle Pflege Im Allgemeinen hat jede Haut andere Ansprüche. Daher ist es umso besser, wenn Sie Ihre eigenen Pflegeprodukte direkt auf Ihre Bedürfnisse zusammenstellen können.

SCHLAGWORT SÄURESCHUTZMANTEL
Die Oberfläche unserer Haut ist von Natur aus leicht sauer (etwa pH 5). Dieser Säureschutzmantel hat die Aufgabe, schädigende *Mikroorganismen* und negative *Umwelteinflüsse* abzuwehren und dadurch die Haut vor *Austrocknung, Reizungen sowie Infektionen* zu bewahren. Zudem hemmt er die bakterielle Zersetzung von *Schweißbestandteilen*, durch die der Körpergeruch entsteht.
In der Naturkosmetik verwendet man daher Stoffe, mit denen der pH-Wert optimal reguliert werden kann, zum Beispiel durch Zitronen- oder Milchsäure. Meist genügen 1–2 g, dann ist der pH-Wert gut eingestellt.

WAS SAGT DER PH-WERT?
Der pH-Wert gibt den Säuregrad an. Konzentrierte Salzsäure etwa hat einen pH-Wert von 0, Wasser liegt bei pH 7 (neutral), Seife im basischen Bereich um pH 10 und Rohrreiniger bei pH 14. Kommt die Haut mit sehr Saurem oder Basischem in Berührung, wird sie davon angegriffen oder sogar verätzt.

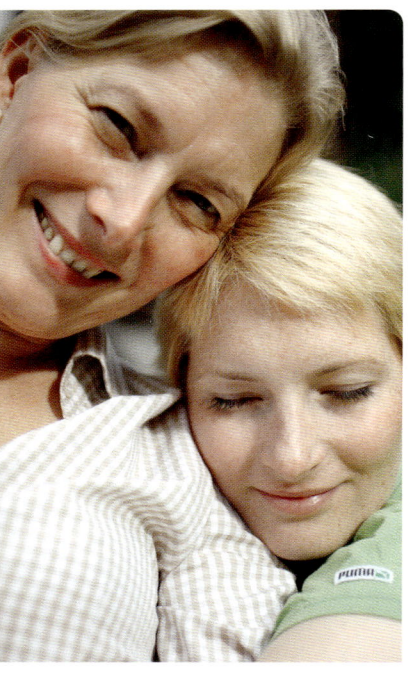

Jede Haut ist anders. Geben Sie Ihr, was sie braucht.

HAUTTYPEN

Junge Haut Bei Baby- und Kinderhaut spricht man von junger Haut. Erst mit Beginn der Pubertät wird sie fester und widerstandsfähiger. Junge Haut ist noch sehr dünn und damit viel empfindlicher als Erwachsenenhaut. *Sie benötigt eine besonders sanfte und milde Pflege sowie Schutz, ähnlich wie die trockene Haut.*

Normale Haut Ein Traum: Normale Haut sieht jung und frisch aus, sie ist weich und glatt, sowohl gesund als auch widerstandsfähig, kleinporig und straff, nicht zu fett und nicht zu trocken. Kurzum, das Idealbild – und in der Realität leider kaum zu finden. Allerdings benötigt sie ebenso Pflege wie alle anderen Hauttypen, sonst wird sie rasch zum Problemfall und hin ist der Traum. *Es genügt jedoch eine unkomplizierte Pflege für Reinigung und den Erhalt der Feuchtigkeit.*

Trockene Haut Der trockene Hauttyp balanciert oft auf der Grenze zur Problemhaut und weist bei manchen bereits auf ein krankhaftes Hautbild hin. Trockene Haut ist oft sehr dünn und zart. Sie neigt zu Schuppenbildung, ist meist rau und rissig, manchmal brennt und juckt sie sogar. Da die Haut mit dem Alter immer dünner wird, entwickelt trockene Haut früher als andere Typen Fältchen und Falten. *Dieser Hauttyp benötigt daher eine besonders intensive und vor allem auch konsequente Pflege.*

Empfindliche Haut Sie ist die Mimose unter den Hauttypen: Empfindliche oder sensible Haut neigt zu Unverträglichkeiten und Allergien. Häufig findet sie sich bei Menschen mit Sommersprossen und besonders bei Hell- oder Rothaarigen. *Die empfindliche Haut benötigt ganz besonders konsequente und intensiv vorbeugende Pflege.*

Fettige Haut Bei fettiger Haut ist die Talgproduktion erhöht, sie erscheint oft großporig und glänzend. *Solange sie nicht zu Entzündungen neigt, genügt der fettigen Haut eine milde Reinigung, welche die Talgproduktion nicht noch zusätzlich ankurbelt, und eine leichte mattierende Pflege.*
Die *fett-feuchte Haut* tritt vor allem bei Jugendlichen auf. Insbesondere Stirn, die Nase und das Kinn (sogenannte T-Zone) sowie Brust und Rücken neigen zu Unreinheiten und fettigem Glanz. Diese Haut benötigt eine sanfte Pflege, welche die Haut weder beschwert noch reizt. Die Pflege sollte zudem entzündungshemmend und heilend einwirken.
Die *fett-trockene Haut* entwickelt sich in der Regel aus einer ursprünglich fett-feuchten Haut. Sie ist gekennzeichnet durch trockene, sich leicht lösende Fettschuppen. Die Haut ist etwas

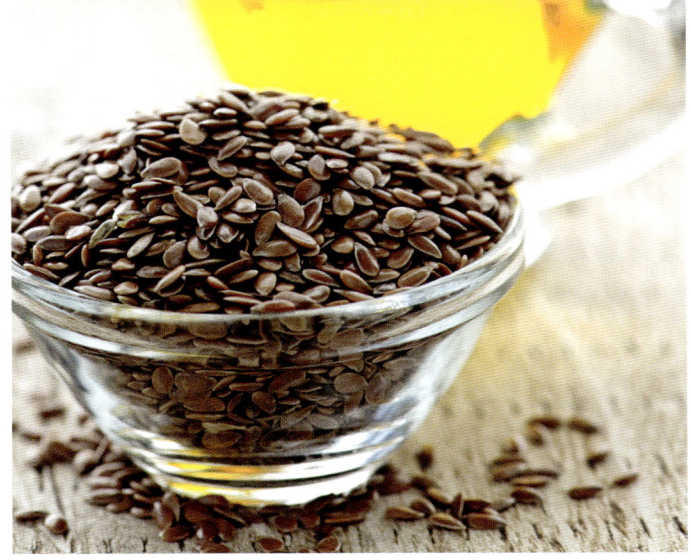

Leinöl hilft fettiger Haut.

empfindlicher, die Aktivität ihrer Schweißdrüsen vermindert. Und obwohl sie fettig glänzt, spannt sie aufgrund des Feuchtigkeitsmangels wie trockene Haut (besonders nach dem Waschen). Wichtig ist die konsequente Pflege – auch mit Fett, aber dem richtigen: Es gibt Öle, welche die Verbesserung des Hautbildes unterstützen wie zum Beispiel Distel-, Lein- oder Walnussöl.

Mischhaut Die Mischhaut unterteilt sich in einen eher fettigen Teil, der oft als T-Zone betitelt wird, und Stirn, Nase und Kinn umfasst sowie den normalen oder manchmal auch trockenen Teil, zu dem vor allem die Wangen zählen. Das passt eigentlich nicht zusammen. *Da hilft nur neutrale Pflege oder, noch besser, den Bedürfnissen der jeweiligen Gesichtspartien aufgeteilte Pflege.*

Unreine Haut Sie ist die Plage der Jugend, oft durch hormonelle Prozesse hervorgerufen. Unreine Haut kann auch bei Erwachsenen auftreten, doch als Trost sei hier gesagt: Ab einem Lebensalter von etwa fünfzig Jahren gibt es diesen Hauttyp kaum noch, zudem ist er robust und zeigt eine geringere Tendenz zur Faltenbildung. Meist sind die Talgdrüsen für die Unreinheiten verantwortlich, sie arbeiten überaktiv. Die Haut ist dadurch sehr fettig und großporig, neigt zu Entzündungen, Pickeln und Mitessern. *Dieser Hauttyp benötigt eine sanfte, doch wirksame Pflege und vor allem Kosmetika, die einen Rebound-Effekt verhindern, das heißt, keine verstärkte Talgproduktion durch Austrocknung hervorrufen.*

Reife Haut Der reife Hauttyp erscheint in ähnlichem Gewande wie der trockene, ist aber altersbedingt weniger straff und damit faltiger. *Er benötigt, um den Verlust an Feuchtigkeit und Elastizität auszugleichen, eine gleichmäßige, reichhaltige und intensive Pflege.*

FINDEN SIE IHREN HAUTTYP
Legen Sie sich morgens nach der Reinigung ein sehr dünnes Papier (zum Beispiel Seiden- oder Pergamentpapier) auf das Gesicht, drücken es kurz an und nehmen es vorsichtig wieder ab. Schon haben Sie das Ergebnis auf dem Papier:
Fettige Flecken überall: fettige Haut
T-förmiges Fleckenmuster: Mischhaut
Kaum Flecken: normale Haut
Keine Flecken: zu Trockenheit neigende, sensible Haut

Haare, Zähne und Nägel

*Auch sie wollen gepflegt werden, denn gesunde Haare, Zähne und
Nägel gehören einfach zu unserem Wohlbefinden dazu.
Außerdem spielen sie in Sachen Ästhetik eine große Rolle.*

BLICKPUNKT KOPFHAAR
Der Mensch trägt, je nach Farbe,
etwa 90 000–150 000 Haare auf
seinem Kopf.
Sie wachsen ungefähr einen Zenti-
meter im Monat.
Jeden Tag verlieren wir 60–100
Haare.
Eine Haarwurzel lebt 6–8 Jahre.
Die Haardicke variiert zwischen
0,04 und 0,12 Millimetern.

TYPISCH HAAR Haare sind im Grunde nichts anderes als Hautanhangsgebilde aus Horn, genauer gesagt Keratin. Hauptsächlich sollen sie bei Kälte für ausreichende Wärmedämmung sorgen sowie bei Wärme die Haut vor allzu starken Sonnenstrahlen schützen. Doch vor allem für unser Aussehen und damit unserer inneren Zufriedenheit sind gesunde Haare heutzutage von ziemlich großer Bedeutung.

HAARPFLEGE FÜR JEDEN TYP Puristen begnügen sich mit Wasser, Seife und etwas Fett für ausreichend Geschmeidigkeit – der Rest ist für Genießer: Duft, Vitamine, Fruchtzusätze, Proteine, wertvolle Öle, Feuchtigkeitsspender und dergleichen mehr. Doch letztlich ist für eine gute Haarpflege vor allem wichtig, dass sie auf den einzelnen Haartyp und die Bedürfnisse der Kopfhaut abgestimmt ist.

Normales Haar ist gesund und elastisch, fettet nicht besonders, die Haarschuppenschicht ist glatt und reflektiert das Licht. Fazit: Es glänzt und benötigt *keine besonders intensive Pflege*.

Strapaziertes Haar entsteht durch schädigende Einflüsse wie Farbe, Dauerwellen, Hitze, Salz oder Sonneneinwirkung. Die Haare wirken stumpf, strohig, spröde und glanzlos. Hier sind *intensive Pflegeprodukte* gefragt, die regenerierend, reparierend und schützend wirken.

Trockenem Haar fehlt der schützende Fettfilm, der die Haare umgibt, die Schuppenschicht ist oft angegriffen, die Haare wirken glanzlos und spröde. Sie benötigen *Fett und viel Feuchtigkeit*.

Feines oder dünnes Haar hat wenig Volumen und fällt rasch wieder zusammen. Betroffen sind von diesen Haartypen besonders Hellblonde. Hier sind *leichte Rezepturen* gefragt, die die Haare nicht zusätzlich belasten.

Fettendes Haar entsteht durch eine Überproduktion an Fett aus den Talgdrüsen der Haarwurzeln. Doch auch Einflüsse wie

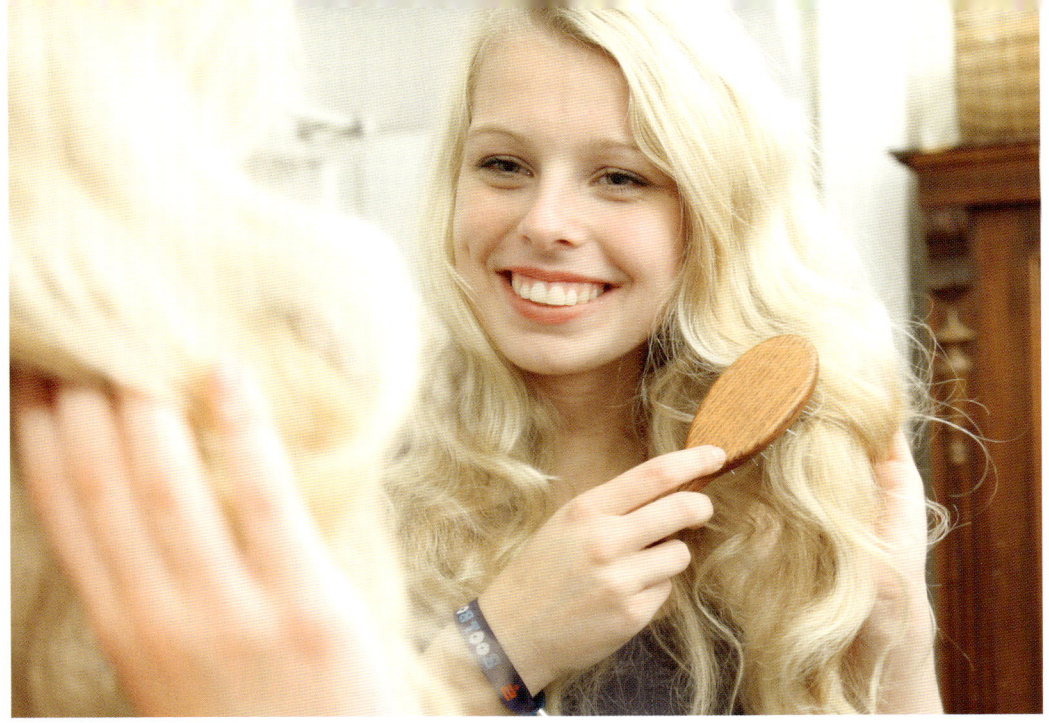

Gepflegtes Haar macht schön und glücklich.

Hormonschwankungen, Stress oder falsche Ernähung können die Fettproduktion ankurbeln. Fettige Haare brauchen eine *sanfte Pflege*, welche die Talgbildung nicht noch mehr anregt.

Schuppen entstehen durch eine übermäßige Vermehrung der Kopfhautzellen, oft bedingt durch einen Pilz, der sich vom Kopfhautfett ernährt. Auch allzu trockene Heizungsluft, nicht gründlich ausgespülte und falsche Haarpflegemittel oder Stress können zur Schuppenbildung beitragen. Je nach Ursache hilft bei Schuppen eine Pflege, die den *Pilz bekämpft* und/oder *feuchtigkeitsbindend* wirkt.

QUALITÄT FÜR GESUNDE ZÄHNE Ob es die ersten Zähnchen, das Milch- und Erwachsenengebiss oder die „Dritten" sind, sie benötigen eine solide tägliche Pflege und regelmäßige Überwachung durch den Zahnarzt. Damit Ihnen das Bohren bei ihm möglichst oft erspart bleibt, bietet der Markt viele Zahnpflegeprodukte an. Auch hier kann die Naturkosmetik mühelos mithalten und kennt gute natürliche Wirkstoffe.

SCHÖNE NÄGEL MIT NATURKOSMETIK Streng genommen sind Nägel ganze Nagelplatten, dienen vor allem als Schutz der Fingerkuppen und nur sekundär dem kunterbunten Darstellungskult der Kosmetikmode. Regelmäßiges Säubern, Schneiden und Feilen derselben beugt unangenehmen Entzündungen oder ernsteren Erkrankungen vor. Ebenso wichtig ist die Pflege des Nagelbettes und der Nagelhaut. Meist reicht dafür bereits ein gutes Öl oder ein leichtes Fluid aus.

Meine Kosmetikwerkstatt

Dank Apotheken und Internet ist es für jeden problemlos möglich, sich die Grundausstattung für eine kostengünstige und gleichzeitig hochwertige Kosmetik bereitzustellen. Was „must have" und was „nice to have" ist, finden Sie hier.

GRUNDAUSSTATTUNG *Als allererstes brauchen Sie saubere Hände, eine saubere Umgebung und saubere Gerätschaften.*

FÜR IHRE ERSTE CREME
Bei einigen Anbietern können Sie *Startersets* erwerben. Diese beinhalten die wichtigsten Geräte, aber auch Grundstoffe wie Öle, Wachse und mehr. Für erste eigene Produkte reichen diese völlig aus.

In Ihrer Kosmetikküche sollten Sie außerdem haben
- eine Herdplatte oder Mikrowelle
- eine exakte Waage, ideal ist eine digitale Feinwaage in möglichst Zehntelgramm-Schritten (gibt's manchmal günstig beim Discounter, alternativ: Briefwaage)
- hitzebeständige Schraubdeckelgläser (noch besser sind Laborbechergläser in verschiedenen Größen) von etwa 100–600 ml
- einige Spatel und Schaber aus Plastik
- einige Rührstäbe aus Glas (alternativ: chinesische Essstäbchen)
- einige kleine Messlöffelchen (für den Anfang nützt am meisten einer mit einem Volumen von 2,5 g)
- einen Handmixer, der möglicht nur fürs Kosmetikrühren eingesetzt wird (alternativ: kleinen Schneebesen oder Milchschäumer)
- ein Lebensmittelthermometer für den Anfang
- Tiegel, Döschen, Töpfchen, Tuben, Fläschchen, Spender, Gläser und ähnliche Behälter jeweils mit Deckel zum Aufbewahren Ihrer Mixtur
- Etiketten zur Beschriftung
- Alkohol zur Desinfektion

MESSEN, WIEGEN UND DOSIEREN Flüssigkeiten werden normalerweise in Milliliter abgemessen, festes in Gramm. Beim Kosmetikrühren ist es jedoch ungünstig, wenn man zwischen verschiedenen Maßeinheiten hin und her wechseln muss. Zu schnell passieren dabei Wiegefehler. Leider entspricht 1 ml nicht automatisch auch 1 g, es sei denn, es handelt sich um Wasser oder Stoffe, welche die gleiche Dichte wie Wasser vorweisen.

In diesem Band sind der Einfachheit halber möglichst viele Zutaten in Gramm angegeben. Damit Sie sich beim Abmessen möglichst leicht tun, hier noch einige weitere Maße:

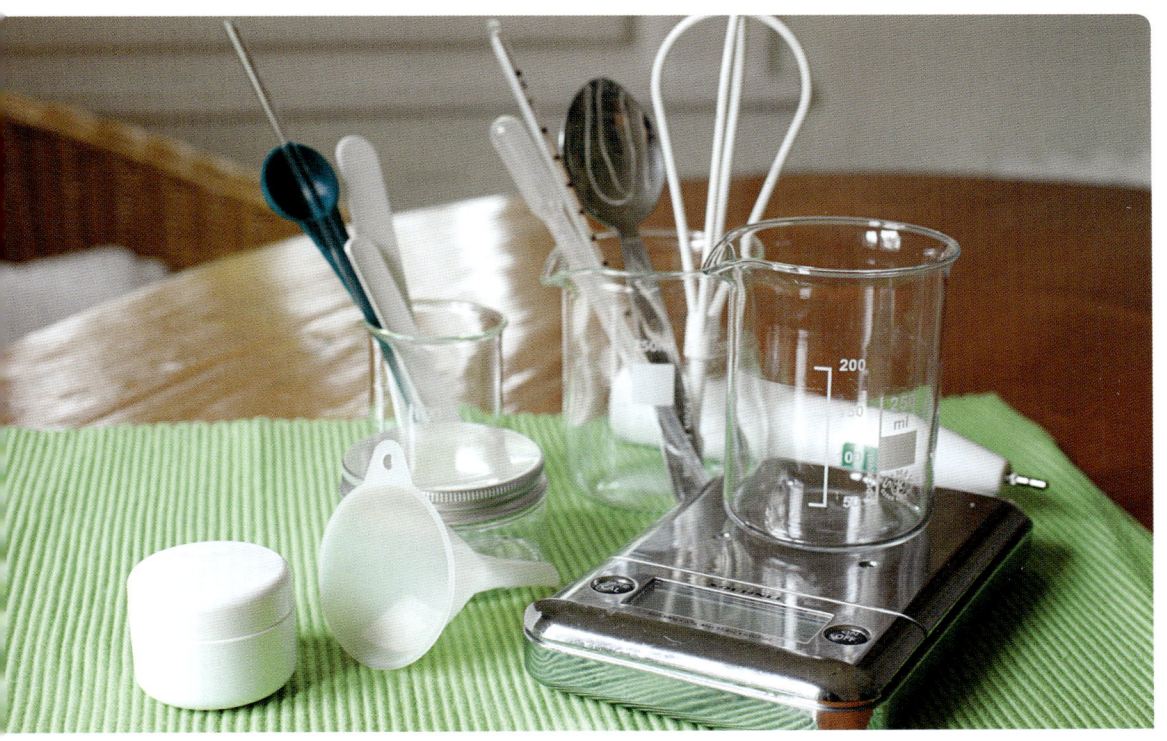

Das brauchen Sie für Ihre Kosmetikwerkstatt.

Bei pulverförmigen Stoffen:
1 Prise ≈ 1 g
1 Messer- oder Spatelspitze ≈ 1–2 g
1 TL gestrichen ≈ 3–7 g
1 TL gehäuft 5–11 g
1 EL gestrichen ≈ 10–15 g
1 EL gehäuft ≈ 20–30 g

Bei Buttern:
1 TL ≈ 4–6 g
1 EL ≈ 12–14 g
1 EL gehäuft ≈ 20–25 g
Größe einer Walnuss ≈ 8 g

Bei Stoffen in Plättchenform:
1 großes Kakaobutterplättchen ≈ 1,5 g
1 kleines Kakaoplättchen ≈ 0,5 g
1 TL Bienenwachsplättchen ≈ 2 g

*Bei Breiigem und Cremigem
(zum Beispiel Cremaba-Basiscreme):*
1 EL ≈ 25–30 g

Bei Ölen:
1 TL ≈ 4 g
1 EL ≈ 10–12 g

Bei Wässrigem:
1 Schnapsglas klein ≈ 20 g
1 Schnapsglas groß ≈ 40 g
1 Kaffeetasse ≈ 125 g
1 Weinglas ≈ 200 g
20 Tropfen ≈ 1–2 g
1 EL ≈ 15 g

Die Rohstoffe

Woraus wird Kosmetik gemacht? Die fast unüberschaubare Masse an verschiedenen Substanzen lässt sich übersichtlich in wenige Gruppen einteilen. Jede Gruppe hat ganz eigene Eigenschaften und Funktionen, die Sie sich zunutze machen können.

GARTENFRISCH IN DIE CREME
Haben Sie einen Garten oder eine Fensterbank, die Sie nutzen können? Auf geh's, an die Beete und Blumentöpfe! Mit diesen Pflanzen können Sie häufig benötigte Wässerchen selbst herstellen: Baldrian, Calendula, Erdbeere, Frauenmantel, Hamamelis, Holunder, Hibiskus, Kamille, Lavendel, Mädesüß, Malve, Melisse, Minze, Orange, Rosmarin, Rose, Salbei, Sanddorn, Thymian, Veilchen, Zitrone.

Aus Gartenkräutern können Sie schon einige Zutaten selbst herstellen.

Jegliche Kosmetik setzt sich mehr oder weniger aus ähnlichen Grundsubstanzen zusammen:
Wässrige Substanzen wie Tees und Extrakte, *fettige Bestandteile* wie Öle und Buttern, außerdem *Konsistenzgeber* und *Emulgatoren*. *Wirkstoffe* wie Vitamine oder ätherische Öle machen die Kosmetik besonders wertvoll. In Waschlotionen und Ähnlichem sind zudem schonende, *waschaktive Substanzen* wie Tenside, Granulate oder Erden eingearbeitet. Je nach Art der Aufbewahrung kommen dann noch *sanfte Konservierer* dazu.
Bei natürlichen Pflegeprodukten gibt es für jede einzelne Komponente eine große Auswahl an Möglichkeiten. Manche Stoffe passen streng genommen in mehrere Gruppen, werden aber

ihrer Funktion und dem Handling nach eingeordnet. Hier erhalten Sie die wichtigsten Grundinformationen zu den Stoffgruppen, ab Seite 108 finden Sie genauere Erklärungen zu einzelnen Ingredienzien.

WASSER MIT PFLANZENKRAFT Die gängigste und einfachste flüssige Grundlage in der Kosmetik ist Wasser, am besten destilliertes oder einfach abgekochtes Wasser. Damit die Wirkung von Kosmetika verstärkt wird, nimmt man aber auch Wasser, das Inhaltsstoffe von Pflanzen in sich gelöst hat. Sie sind mühelos im Handel zu bekommen, aber zum Teil auch leicht selbst herzustellen und werden nach ihren Herstellungsmethoden eingeteilt.

Wasseressenzen, Hydrolate Wasseressenzen, auch Hydrolate genannt, sind Nebenprodukte bei der Destillation ätherischer Öle (Dampfdestillation). Sie beinhalten vor allem die wasserlöslichen Inhaltsstoffe der jeweiligen Pflanze und dienen als Grundlage für Cremes und Lotionen, außerdem sind sie als Gesichtswasser sehr beliebt.
Aufbewahrung: Hydrolate mögen kein Licht. Sie sollten darum dunkel und kühl aufbewahrt werden, zudem ist es sinnvoll, sie mit Alkohol zu konservieren, da sie erfahrungsgemäß sehr schnell verkeimen. Dazu genügt es, die Essenz mit Weingeist (Melissengeist geht dafür auch und ist dann für Zahnpflegeprodukte besonders geeignet) oder kosmetischem Basiswasser zu versetzen, da genügen bereits 5–10 % der gesamten Wassermenge und das reicht für 3–6 Monate Konservierung.
Selber machen? Es ist jedoch am einfachsten, die fertigen Wasser zu kaufen, denn eine Dampfdestillation ist eine aufwendige Sache. Falls Sie es dennoch probieren möchten, gibt es dazu im Internet Anleitungen.

Extrakte, alkoholische Auszüge Extrakte oder alkoholische Auszüge sind wässrige, eingedickte oder gelartige Substanzen, die Inhaltsstoffe der jeweiligen Pflanze in Ethylalkohol und Propylenglykol gelöst haben. Als Wirkstoff können sie in nahezu jedes kosmetische Produkt eingearbeitet werden.
Selber machen? Auf dem Markt gibt es sehr viele gute Extrakte zur Auswahl, sodass die eigene Herstellung nicht notwendig erscheint.

Kalte Auszüge, Kaltmazerate Ein kalter Auszug oder Kaltmazerat ist ein besonders schonendes Verfahren, bei dem die Inhaltsstoffe durch Einlegen in kaltes Wasser gelöst werden. Es kann jedoch nur bei einigen wenigen Pflanzen angewendet werden, weil die Lösekraft kalten Wassers meist nicht ausreicht.

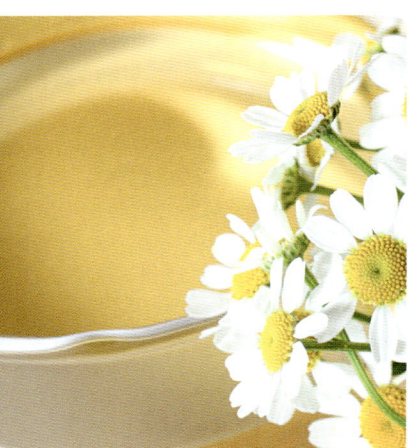

Mit Kamillenaufguss lässt sich sanfte Kosmetik herstellen.

WAS IST EINE EMULSION?

Die meisten Kosmetika bestehen zum größten Teil aus Wasser und Fett, die zu einer homogenen Masse, einer Emulsion, vereinigt werden. Man unterscheidet zwei Grundtypen:

In einer *Wasser-in-Öl-Emulsion* (W/Ö-Emulsion) sind kleinste Wassertröpfchen in der Ölgrundlage sehr fein verteilt. Die meisten Cremes zählen hierzu.

Bei einer *Öl-in-Wasser-Emulsion* (Ö/W-Emulsion) sind winzige Öltröpfchen in einer wässrigen Grundlage verteilt. Beispielsweise bei Reinigungsmilchen und ähnlichen Produkten.

Viele Cremes stehen zwischen den beiden Grundtypen. Man nennt sie *amphiphile Cremes.*

Selber machen? Sie geben dazu die Pflanzenteile in ein Gefäß mit kaltem Wasser und lassen dieses bedeckt bei Zimmertemperatur mindestens 8, besser 12 Stunden ziehen.

Abkochung, Dekokt Bei einer Abkochung (Dekokt) werden Wasser und Pflanzen zusammen aufgesetzt und erhitzt, 5–10 Minuten gekocht und dann gefiltert. Diese Methode wird besonders bei Hartem wie beispielsweise Hölzer, Rinden oder Wurzeln angewendet.

Tees, Absude, Infus, Aufgüsse Sie werden fast wie der Frühstückstee zubereitet.

Selber machen? Tees sollten Sie am besten immer frisch zubereiten, das erspart eine zusätzliche Konservierung. Sie übergießen die Pflanzeneile mit kochendem Wasser, lassen das Ganze etwa 5–10 oder sogar 20 Minuten ziehen und gießen dann alles durch ein (mit Küchenpapier ausgelegtes) Sieb. Die gewonnene Flüssigkeit ist Tee.

Auch einen kräftigen Absud können Sie selbst leicht herstellen. Dafür empfiehlt sich die Anschaffung einer kleinen Espressokanne (bei einer alten riecht der Tee anschließend zu sehr nach Kaffee), mit der Sie einen sehr intensiven Absud gewinnen können. Sie kochen die ausgewählten Pflanzenteile genau wie einen doppelt gebrühten Espresso:

- Unten in die Kanne füllen Sie das Wasser, in das Sieb geben Sie die ausgewählten Pflanzenteile.
- Nun kommen zwei Kochdurchgänge. Beim zweiten Durchgang ersetzen Sie die Pflanzenteile, jedoch nicht das Wasser.
- Die gewonnene Flüssigkeit sieben Sie einfach durch ein Küchenpapier. Für die Konservierung füllen Sie es mit 5–10 % der gesamten Flüssigkeitsmenge mit Weingeist oder kosmetischem Basiswasser auf. Schon ist der Absud fertig. Er ist für 3–6 Monate haltbar.

Tinkturen Alkoholische Auszüge aus Pflanzen und Pflanzenteilen nennt man Tinkturen.

Selbst herstellen? Diese sind recht einfach herzustellen, indem Sie die gewünschte Pflanze frisch oder getrocknet und nur etwas zerkleinert (mörsern) in ein Schraubdeckelglas geben und mit mindestens 70 %igem Alkohol im Verhältnis 1:7 bedecken. Als gute Alkoholbasis hat sich kosmetisches Basiswasser erwiesen, was auch gleichzeitig zur Konservierung des fertigen Produkts geeignet ist.

Das Ganze muss dann mindestens 2, besser 4 Wochen, lichtgeschützt ziehen. Schütteln Sie täglich, um die Wirkstoffe optimal zu lösen.

BASISÖLE Die Auswahl an Ölen für die Kosmetik ist riesengroß – von A wie Aprikosenkernöl bis W wie Wiesenschaumkrautöl ist alles zu haben. Kaltgepresste Pflanzenöle sind besonders wertvoll, weil sie von der Haut hervorragend aufgenommen werden: Sie ziehen besonders schnell ein und verursachen ein angenehmes Hautgefühl. Auf dem Markt ebenfalls erhältlich und verwendbar sind Öle von Tieren wie etwa das Emuöl.

KONSISTENZGEBER, EMULGATOREN UND VERDICKER Zu dieser Kategorie zählen die Zutaten, die einem Produkt eine feste Konsistenz geben wie *Wachse* und *Buttern* oder dieses verdicken, indem sie es gelig machen wie spezielle *Gelbildner*. Ebenso zugerechnet wird die Gruppe der stabilisierenden Emulgatoren, die dafür sorgen, dass sich die fettigen Stoffe nicht wieder von den wässrigen trennen, sondern fein verteilt bleiben. Denn wie man weiß, sind sich Wasser und Fett eigentlich „spinnefeind" – sie trennen sich so schnell wie möglich wieder.

NUSSÖLE IN DER CREME
Cremes, in die Nussöle eingearbeitet sind, neigen manchmal dazu, nach einigen Tagen eine zartrosa bräunliche Färbung anzunehmen. Zudem riechen sie auch – je nach Sorte – recht intensiv nach Nuss, wie zum Beispiel Haselnussöl. In der Regel werden sie zudem schneller ranzig als andere Öle, mit 1 Tr. Antiranz auf 100 g sind Sie aber auf der sicheren Seite.

Damit sich Wasser und Öl verbinden, sind Emulgatoren nötig.

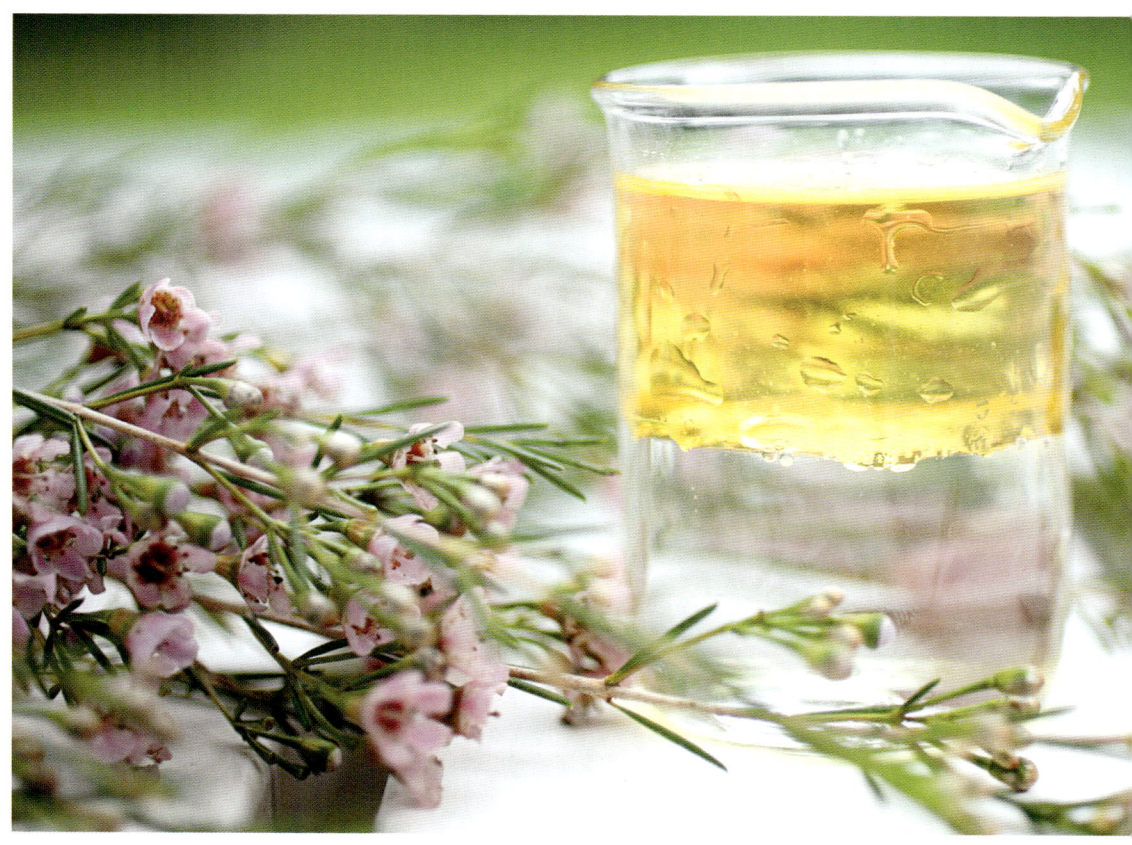

Der bekannteste Emulgator ist das Wollfett von Schafen, das Lanolin. In der Naturkosmetik eingesetzte Emulgatoren werden häufig auch in der Lebensmittelindustrie verwendet wie zum Beispiel Tegomuls.

WIRKSTOFFE Normalerweise würde eine gute Creme auch ohne weitere Wirkstoffe auskommen und ihren Zweck erfüllen, nämlich der Haut Fett und Feuchtigkeit zu geben. Dennoch können dem Hautbedürfnis entsprechend ausgewählte Wirkstoffe, die meist nur sehr gering dosiert werden, den Pflegeeffekt zusätzlich verstärken.

Düfte Duft ist oft einfach ein angenehmer Zusatz in der Kosmetik, manchmal hat er aber auch eine wesentliche Wirkung auf unseren Körper und unser Wohlbefinden. Sie können aus verschiedenen Formen von Duftstoffen wählen, vom reinen ätherischen Öl bis zum Duftöl. Bei allen aber gilt:
- Vergewissern Sie sich, ob Sie für naturkosmetische Produkte zugelassen sind, denn nicht alle sind geeignet (zum Beispiel beim Deutschen Verband der Riechstoff-Hersteller e.V.).
- Vorsicht auch bei Allergien (Verträglichkeit erst einmal an einer winzigen Stelle am Unterarm austesten). Manche duftenden Öle sind zudem während der Schwangerschaft zu meiden, da diese Wehen auslösend wirken können. Etwa die Öle von Angelikawurzel, Basilikum, Ingwer, Kampfer, Minze, Nelke, Oregano, Salbei oder Zimt.

Ätherische Öle sind naturreine, flüchtige und intensiv duftende Öle, welche aus Pflanzen oder Pflanzenteilen gewonnen werden. Dies gelingt durch schonende Verfahren wie Wasserdampfdestillation oder Kaltpressung. Sie werden in drei Kategorien eingeteilt: A, B oder C, manchmal auch in 1 bis 3. Die der Gruppe A bzw. 1 werden für jegliche Kosmetik angewendet, bei B oder 2 ist die Verwendung eingeschränkt, da diese für Augenprodukte und Schleimhäute ungeeignet sind. Die der Kategorie C oder 3 werden nur für Seifen und Shampoos eingesetzt.In ätherischen Ölmischungen sind verschiedene Sorten ätherischer Öle miteinander vermischt.

Naturidentische Öle sind künstlich nachgebaute Substanzen. Manche sind dabei von so hoher Qualität, dass sie kaum von den natürlichen ätherischen Ölen zu unterscheiden sind.

Parfüm- oder Aromaöle sind synthetisch hergestellt, also – im Gegensatz zu den natürlichen ätherischen Ölen – aus künstlichen Duftstoffen oder Aromen. Der Grund dafür ist, dass es nicht von allen Pflanzen ätherische Auszüge gibt (wie zum

LIEBLINGSDÜFTE
Die Duftvorschläge in den Rezepten können Sie ganz nach Ihren Vorlieben abändern oder die Düfte ganz weglassen. Finden Sie Ihre Traummischung einfach selbst und kreieren Sie Ihre ganz persönlichen Duftnoten!
Auf Seite 140 finden Sie Firmen, bei denen Sie ganz besondere Duftmischungen bestellen können.

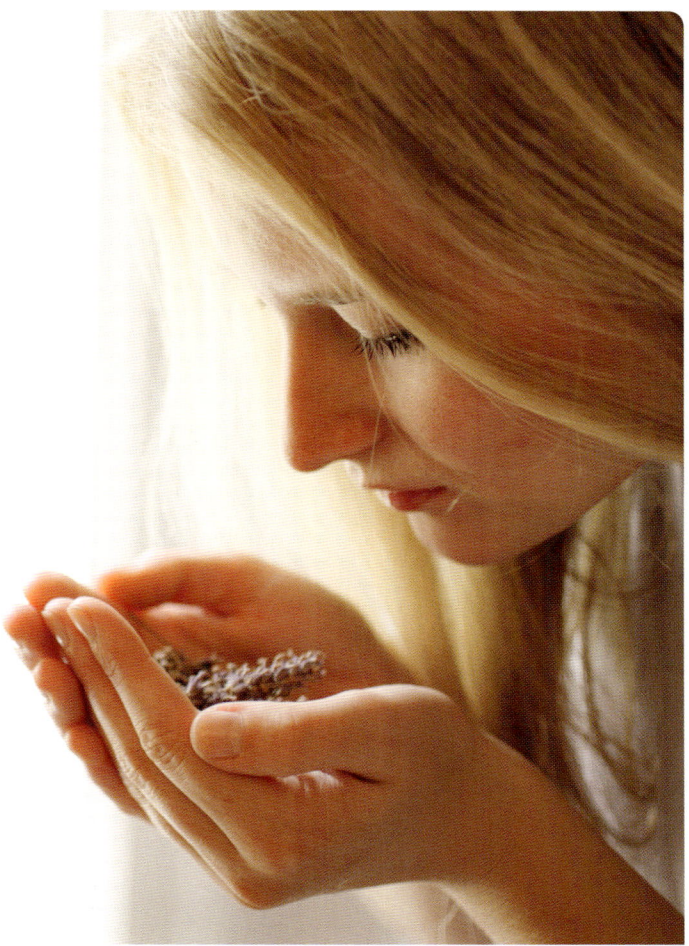

Genuss pur – der wunderbare Duft von Blüten.

Beispiel von Äpfeln, Erdbeeren oder Pflaumen) oder die echten Auszüge extrem teuer sind (wie bei Rosen- oder Vanilleöl). Doch auch hier müssen Allergiker aufpassen. Parfümöle können, genau wie ätherische Öle, Allergien auslösen.

Duftöle sind schwächer konzentrierte Parfümöle auf der Basis eines geruchlosen Öls. Sie eignen sich – wie alle Parfümöle – für reine Duftanwendungen und für Personen, denen die hoch konzentrierten Duftstoffe der Parfümöle zu stark sind. Durch das preiswerte Basisöl sind diese Öle auch weniger teuer. Sie sollten allerdings in kosmetische Pflegeprodukte nicht eingearbeitet werden, wenn die Basisöle nicht eindeutig deklariert und zertifiziert sind. Man kann sich jedoch eigene Duftölkompositionen schaffen, die für die Verwendung in der Naturkosmetik geeignet sind.

Um eine auf Ihre speziellen Hautbedürfnisse abgestimmte Pflege zu
erhalten, können Sie viele weitere
Wirkstoffe einarbeiten. Alles, was
in industriell hergestellten Produkten an Gutem und Feinem drin
ist, kann auch in selbst gerührte
Kosmetika verwendet werden. Egal
für welchen Hauttyp – es ist alles
zu bekommen, von Allantoin über
Hyaluronsäure, Liposomenkonzen-
trate oder Perlenpulver bis hin zu
Zinkoxid.
Hier können Sie fröhlich experimentieren und die richtigen
Zutaten für Ihre Haut zusammen-
mischen, einerlei ob pflanzlicher,
tierischer oder mineralischer
Herkunft.

Vitamine Sie sind für unseren Körper lebenswichtig, denn Vitamine unterstützen unseren Stoffwechsel in vielerlei Hinsicht.
Die meisten haben eigene Namen, doch der Einfachheit halber
werden sie meist mit Buchstaben bezeichnet, die sie im Jahr
ihrer Entdeckung in der Reihenfolge des Alphabets erhalten
haben.

Konservierungsstoffe Kosmetikprodukte sind anfällig für
Keime und Bakterien. Solche, die wässrige Anteile haben (und
das haben fast alle) und ohne jegliche Konservierungsstoffe angerührt sind, sind besonders rasch kontaminiert. Sie haben in
der Regel eine Haltbarkeit von 8–10 Tagen, gekaufte hingegen
müssen 3 Jahre lang ungeöffnet haltbar sein.
Aber das geht oft nur mit ganz viel Chemie! Mittlerweile gibt
es aber für die natürliche Kosmetik auch bestens verträgliche
und sanfte Stoffe zur Konservierung. Ich persönlich bevorzuge
die Art mit Alkohol (kosmetisches Basiswasser) und Paraben
K, aber jeder muss für sich selbst herausfinden, womit er am
liebsten arbeitet. Nicht jeder mag den Geruch von Paraben K in
Cremes, andere stört anfangs (verfliegt aber rasch) vielleicht
der Alkoholgeruch bei der Verarbeitung.

Konservierer sind grundsätzlich individuell austauschbar, unterscheiden sich aber deutlich in Sachen Haltbarkeit. Die meisten
natürlichen Konservierer reichen lediglich für 14 Tage (außer
Alkohol), manche synthetischen jedoch bis zu 6 Monaten. Generell entsprechen die Angaben für die Haltbarkeitszeit hier im
Buch für Kühlschranktemperaturen. Sie können wählen zwischen
- natürlichen (wie etwa Weingeist, Kaliumsorbat, Grapefruit-
  kern) sowie
- synthetischen (zum Beispiel Paraben K, Lipoconserv) und die
  Menge davon jeweils selbst bestimmen.

Sehr wenig Konservierer brauchen Sie, wenn Sie Verunreini-
gungen von vornherein vermeiden:
- Sauber arbeiten.
- Möglichst alles luftdicht abfüllen, kühl und lichtgeschützt
  lagern und die Einzelrationen stets mit dem Spatel entnehmen. Gefäße nach Gebrauch sofort wieder schließen.
- Möglichst viele Mixturen in einen Spender abfüllen.

Gar keinen Konservierungsstoff brauchen Sie, wenn Sie
Cremes & Co. einfach einfrieren. Nach dem Auftauen ein wenig
rühren, schon hat sie wieder eine schöne glatte Konsistenz! Am
besten füllen Sie alles in Wochenportionen ab und entnehmen
die Produkte stets mit einem kleinen Plastikspatel, so sind Sie
auf der sicheren Seite.

Waschsubstanzen Zusammen mit Wasser nehmen Waschsubstanzen dank ihres speziellen Aufbaus Schmutz auf. Für den Einsatz in Reinigungskosmetik haben Sie mehrere Stoffgruppen zur Auswahl.

Tenside sind waschaktive Substanzen mit hoher Reinigungskraft. Sie bewirken, dass sich Fett in einer wässrigen Flüssigkeit fein verteilen kann und bilden häufig Schaum.
Künstlich hergestellte Tenside sind zum Beispiel auch in manchen Seifen, die natürlich vorkommende Stoffe wie Lecithin und Fette enthalten.
Für den Einsatz in der Naturkosmetik gibt es einige umweltschonende, synthetische Tenside, die meist auf Palmölbasis hergestellt werden, offiziell für Kosmetika zugelassen sind und sehr hautschonend wirken. Außerdem schäumen sie gut (im Gegensatz zu Erden), was den meisten Menschen ein angenehmes Gefühl von Sauberkeit beim Waschen schenkt.

Erden sind Tonmineralien, die eine nur winzig kleine Korngröße aufweisen. Sie enthalten keine Tenside und sind daher sehr gut zur äußerst sanften Reinigung für empfindliche Haut und Kopfhaut geeignet: Weder der Säureschutzmantel, noch die Talgdrüsen werden gereizt. Gerade Allergiker greifen daher gerne zu Erden und nutzen sie zum Beispiel auch als Badezusatz. Zudem sind sie in keinerlei Weise umweltbelastend.

Granulate Zu den Waschsubstanzen zählen auch die Granulate, welche für Peelings eingesetzt werden. Für sehr empfindliche Haut sind Granulate allerdings nur begrenzt zu empfehlen, da sie die Hautoberfläche durch allerkleinste Kratzer verletzen können.

SPEZIELLES FÜR HAARE, ZÄHNE UND DEOS

Deos und Zahn- und Haarpflegeprodukte sind in der Zusammensetzung etwas anders. Hier brauchen Sie dementsprechend auch spezielle Zutaten, die ab Seite 136 im Einzelnen erläutert sind.

Tipps für den Einkauf

Wo Sie gut einkaufen können, wie Sie die genauen Zusammensetzungen erfahren und was es mit den Auszeichnungen auf den Verpackungen auf sich hat, finden Sie hier zusammengefasst.

WO EINKAUFEN?

Es gibt *Spezialläden*, in denen Sie alles für Ihre eigene Kosmetik-produktion erwerben können.
In *Drogeriemärkten* gibt es zum Beispiel Basisöle wie Jojoba- oder Mandelöl.
Beim *Apotheker* können Sie zudem ätherische Öle bekommen und die allermeisten Zutaten auch bestellen.
Manche *Kräuter- oder Bioläden, Naturkost- oder Reformhäuser* bevorraten viele Basisprodukte für natürliche Kosmetik.
Wirklich alles bekommen Sie im *Internet*. Unzählige Anbieter (Seite 140) präsentieren da ihr Angebot.

INFOS VOM HERSTELLER Die Inhaltsstoffe von Kosmetika sind so zahlreich wie vielfältig, ihre Wirkungsweisen und Düfte sehr unterschiedlich und die Haltbarkeit begrenzt. Wenn Sie Rohstoffe einkaufen, berücksichtigen Sie daher bitte stets die *Deklarationen der Hersteller* sowie das *Haltbarkeitsdatum*. Zudem gibt es *Sicherheits-Datenblätter*, die manche Lieferanten automatisch beifügen. Diese bieten zusätzliche Informationen zu den einzelnen Rohstoffen.

Solange Sie nur privat rühren, sind die Datenblätter interessante Infos für Sie, sollten Sie aber jemals gewerblich tätig werden und mit selbst gerührten Kosmetik Handel treiben wollen, sind diese Blätter schlicht eine Notwendigkeit. Sie sind dann auch jederzeit auf Verlangen vorzuzeigen.

GANZHEITLICH NATÜRLICH Nutzen Sie die Gelegenheit: Wenn Sie sich schon alle Stoffe selbst auswählen können, dann richtig! Überlegen Sie sich zum Beispiel, ob Sie vielleicht lieber zu den oft etwas teureren *Bio-Produkten* greifen. Sie sind in aller Regel für Ihren Körper, für unseren Boden, die Wälder und das Wasser besser als die aus konventioneller Landwirtschaft. Wenn die Ausgangsstoffe für Naturkosmetik mit viel Chemie herge-stellt werden, wird die Natur und Ihr Körper ja wieder unnötig belastet. Zum Teil wird bei Bio-Produkten zudem verstärkt Wert auf *humane Arbeitsbedingungen* und *fairen Handel* gelegt.
Bei eigenen Kreationen mag auch eine individuell angepasste Auswahl der Zutaten reizvoll sein: Wie wäre es mit einer rein *veganen* Gesichtspflege oder einer Salbe nur aus *heimischen* Ingredienzien? Das freut zum Beispiel Tierschützer und Globa-lisierungsgegner – eben jeder wie er mag.

PRÜFZEICHEN BEZEUGEN QUALITÄT Wer sich bei der Rohstoffauswahl für seine Kosmetik ganz sicher sein will (der Begriff „natürliche Kosmetik" ist nämlich recht dehnbar), sollte stets auf die Prüfzeichen des BDIH oder der IONC achten, um damit zu gewährleisten, dass er später wirklich nur „natürlich" im Töpfchen hat.

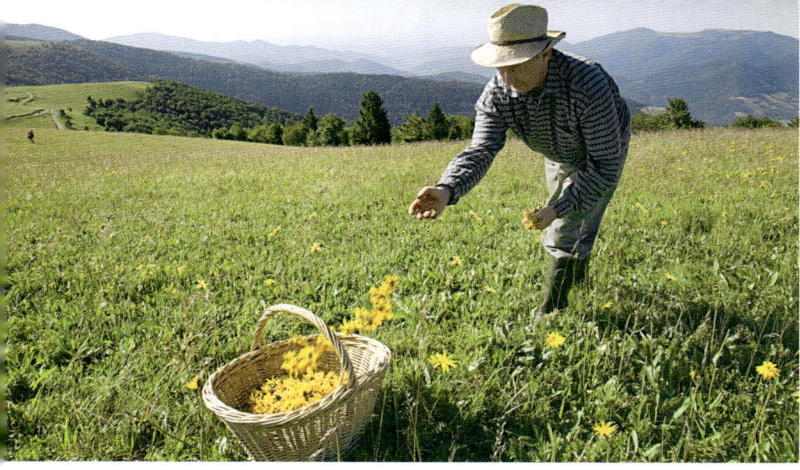

Ob aus Wildsammlungen, angebaut oder selbst gezogen – achten Sie auf gute Qualität der Rohstoffe.

Der BDIH (Bundesverband der Industrie- und Handelsunternehmen für Arzneimittel, Reformwaren, Nahrungsergänzungsmittel und Körperpflegemittel e.V.) gehört zum Europäischen Verband der Hersteller und ist Mitglied im Bund für Lebensmittelrecht und Lebensmittelkunde.

Das BDIH-Prüfzeichen steht für höchste Ansprüche an moderne, natürliche und besonders hautverträgliche Pflege, schonenden Umgang mit pflanzlichen Wirk- und Pflegestoffen sowie der Umsetzung neuester wissenschaftlicher Erkenntnisse für natürliche Produkte.

Mit dem Zeichen versehene Rohstoffe kommen in der Regel aus kontrolliert biologischem Anbau oder einer kontrollierten Wildsammlung. Zudem spielt die ökologische Verträglichkeit jedes Produktes eine wichtige Rolle.

Um das Prüfzeichen auch international zu etablieren, hat der BDIH die International Organic and Natural Cosmetics Corporation (IONC) gegründet, die die weltweite Kontrolle von Rohstoffen nach BDIH-Standard organisiert.

WAS STEHT AUF DER VERPACKUNG? Die INCI (Internationale Nomenklatur für kosmetische Inhaltsstoffe) ist eine internationale Richtlinie für die korrekte Angabe der Inhaltsstoffe von Kosmetika. Sie soll vor allem Allergikern die Möglichkeit geben, vor dem Kauf eines Produktes dieses auf bedenkliche Inhaltsstoffe prüfen zu können. Sie schreibt folgendes vor:

- Inhaltsstoffe, die mehr als 1 % des Produktes ausmachen, müssen nach ihrem prozentualen Anteil geordnet aufgelistet sein. Der Stoff mit dem größten Anteil steht dabei an erster Stelle. Konzentrationen von weniger als 1 % werden zum Schluss zusammengefasst.
- Manche Rezepte sind geschützt. Sie werden der Vertraulichkeit wegen durch einen siebenstelligen Code gekennzeichnet.
- Farbpigmente müssen mit der CI-Nummer (Colour Index Nummer) klassifiziert sein. Bei Mischfarben werden die in den einzelnen Varianten verwendeten Farbstoffe in einer eckigen Klammer aufgelistet.

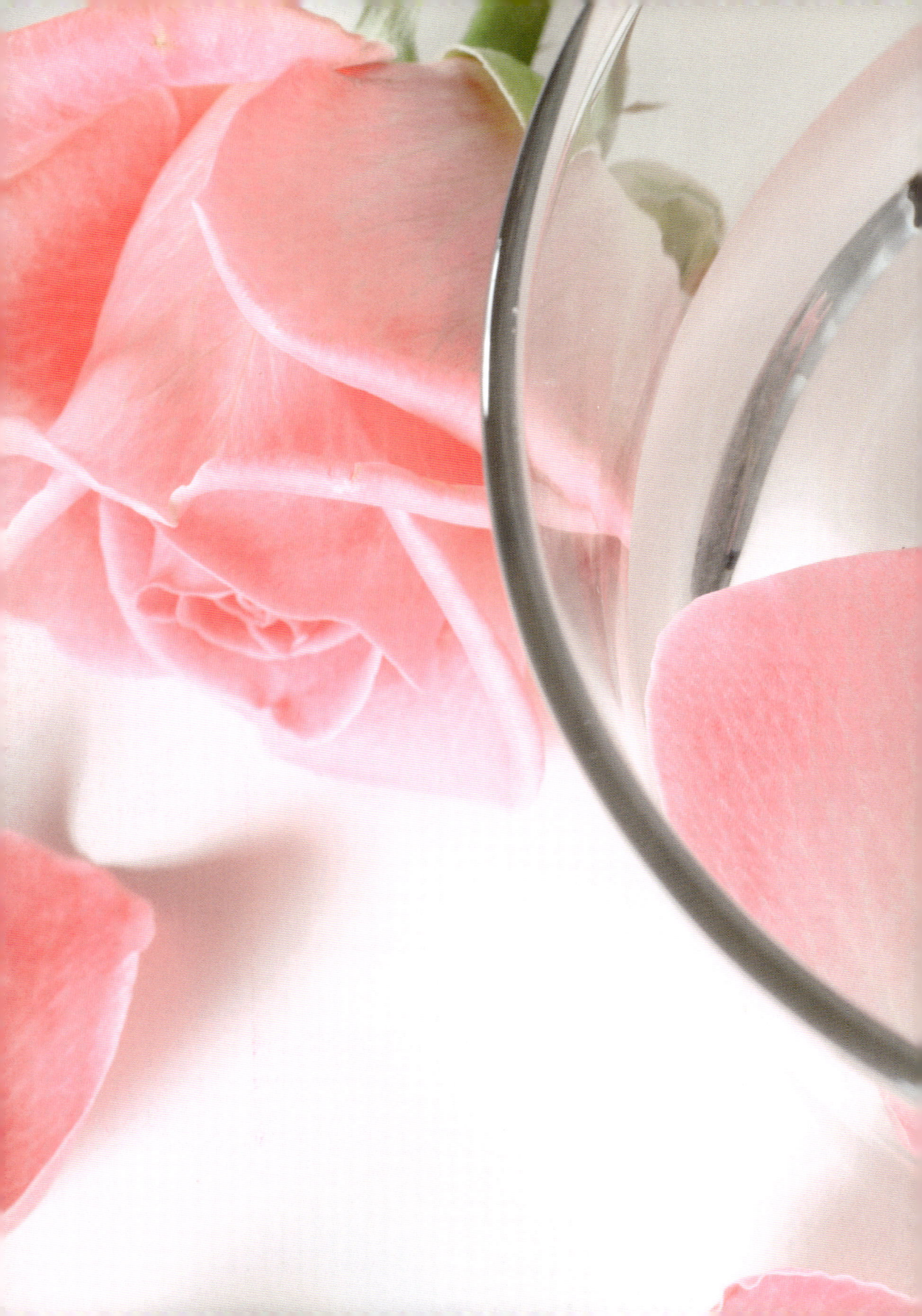

An die Töpfe,
fertig, los!

Basiswissen

Kosmetikrühren ist kein Hexenwerk – es läuft im Prinzip immer nach dem gleichen Schema ab. Einmal verstanden, können Sie direkt zu Ihrer ersten selbst gerührten Creme durchstarten.

WIRKSTOFFE IN JEDER PHASE
Natürlich sind bereits sehr gute Wirkstoffe in den Fett- und Wasserphasen enthalten wie zum Beispiel Vitamine und Nährstoffe, sodass im Grunde alle drei Phasen Wirkstoffphasen sind. Der Einfachheit halber wird aber unter den Kosmetikrührerinnen nun mal nach diesen drei Phasen aufgeteilt.

DIE DREI PHASEN Beim Kosmetikrühren unterscheidet man drei Phasen:

Fettphase: alle Öle, Wachse, Fette, Emulgatoren und die Konsistenzgeber.
Wasserphase: wässrige Substanzen und all die Stoffe, die im Wasser erwärmt und gelöst werden müssen, also auch die Gelbildner, kristalline und pulverartige Stoffe wie Urea, Vitamin B_{12} oder Zitronensäure, Honig.
Wirkstoffphase: alle Wirk- und Duftstoffe, die nicht in der Wasserphase aufgelöst werden müssen, sowie die meisten Konservierungsstoffe, einschließlich der alkoholischen Flüssigkeiten wie Weingeist oder kosmetisches Basiswasser.

Pulver in der Wasserphase Manche Wirkstoffe wie Hyaluronsäure, Lysolecithin oder Vitamin B_{12} und noch einige andere werden in Pulverform angeboten, aber auch in kristalliner oder – bereits gelöst – in flüssiger Form. Nach meinen Erfahrungen ist fürs Kosmetikrühren, bis auf wenige Ausnahmen, die flüssige Form besonders geeignet, jedoch nicht immer leicht zu bekommen.
Der Einfachheit halber stehen diese Wirkstoffe also generell in den Rezepten in der Wasserphase. Falls Sie Wirkstoffe in flüssiger Form bekommen (oft gibt es Kapseln mit flüssigem Inhalt oder Ampullen in Supermärkten, Drogeriemärkten bzw. Apotheken), können Sie ihn natürlich in der Wirkstoffphase mit einrühren.

RÜHREN SCHRITT FÜR SCHRITT Das Prinzip des Kosmetikrührens bleibt stets gleich. Halten Sie sich einfach an die genannte Reihenfolge der Arbeitsschritte (Seite 29 und 30). Wenn Sie dann noch beachten, welche Stoffe zu welcher Phase gehören und wie sie eingearbeitet werden müssen, kann nichts mehr schief gehen. Mögliche kleine Abweichungen (zum Beispiel bei manchen Shampoos und Duschzusätzen) von diesen Schemata sind in den jeweiligen Rezepten genauer beschrieben.

In Sachen Temperatur helfen ein paar Grundregeln:

- Bienenwachs fängt erst bei 55 °C an zu schmelzen. Viel wärmer sollte eine Fettphase nicht werden. Daher, sobald es zu schmelzen beginnt, die Platte abstellen, die Gläser von der Platte nehmen und auf einer feuerfesten Unterlage abstellen.
- Buttern wie Shea- oder Kakaobutter mögen es nicht, über 40 °C warm zu werden (sie können, was nur optisch und nicht von der Wirkung her von Bedeutung ist, dann in der fertigen Creme grießig werden). Also diese stets nach der Erwärmung der Fettphase darin langsam schmelzen lassen.
- Flüssigkeiten sind warm genug, wenn sich am Boden winzige Bläschen zu bilden beginnen, leichter Dampf aufsteigt oder die Glasscheiben des Bechers zu beschlagen beginnen. Sobald das geschieht: ebenfalls Platte abstellen, die Gläser von der Platte nehmen und auf einer feuerfesten Unterlage abstellen!
- Der Fingertest bringt Gewissheit für die richtige Verarbeitungstemperatur: Stecken Sie den sauberen kleinen Finger vorsichtig in die erwärmten Phasen. Fühlen Sie es gerade noch als erträglich warm, haben Sie ungefähr 40 °C im Glas.

Nachreifen der Creme Wundern Sie sich nicht darüber, die meisten selbst gerührten Cremes festigen sich noch 1–2 Tage lang nach. Das ist ein normaler Prozess und sorgt für eine schöne Konsistenz.

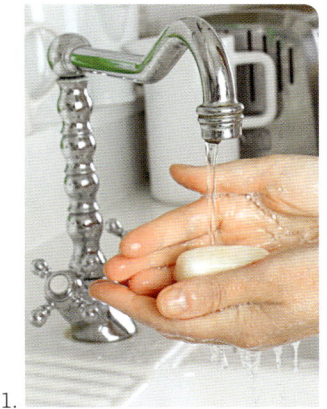

1.

Emulsionen generell Für alle Arten von Emulsionen gehen Sie so vor:

1. Die Hände, Arbeitsflächen, alle Utensilien und zu füllende Behälter gründlich säubern.
2. Alle Rohstoffe bereitstellen.
3. Die abgewogenen Zutaten der Fettphase (außer Shea- und Kakaobutter) in einem feuerfesten Glas (direkt auf der Herdplatte oder im Wasserbad, es geht auch mal in der Mikrowelle) auf maximal 55 °C erwärmen, bis alle Bestandteile geschmolzen sind. Shea- und Kakaobutter jetzt erst zugeben.
4. Die Wasserphase ebenfalls im Glas bis maximal 55 °C erwärmen und dann langsam in einem dünnen Strahl, am besten mit dem Schneebesen oder einem kleinen Handmixer, in die Fettphase einrühren.
5. Die Wirkstoffphase in die handwarme Creme einarbeiten.
6. Die abgekühlten Cremes in passende Behälter umfüllen (oder im Glas belassen, wenn Sie mit einem Glas mit Deckel arbeiten), sorgfältig verschließen, beschriften und dann am besten kühl und trocken aufbewahren.

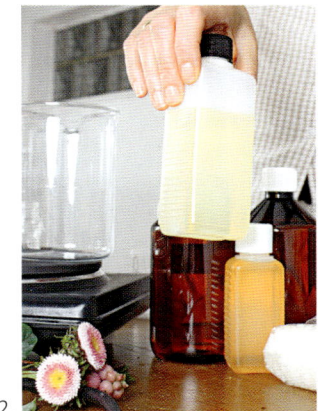

2.

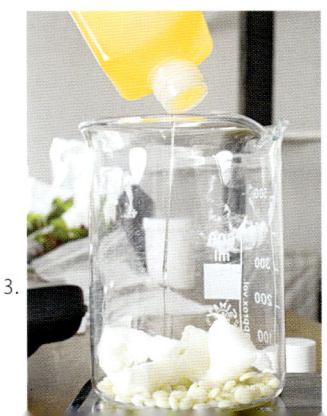

3.

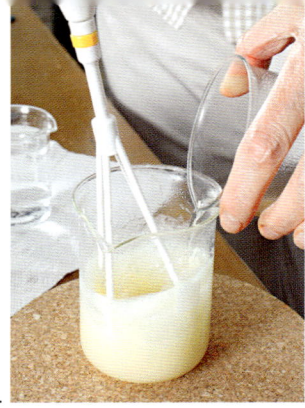

4.

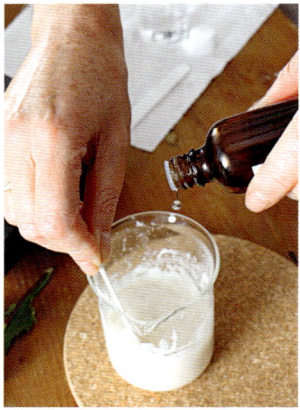

5.

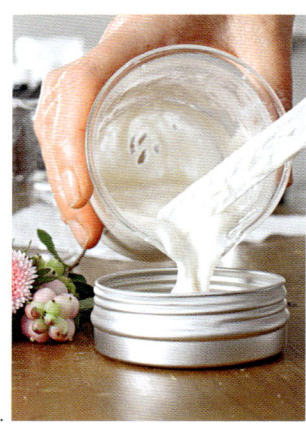

6.

Gele Bei Gelen (oder Mischungen, denen Gelbildner zugefügt wird) *fehlt die Fettphase* oder wird in die Wirkstoffphase integriert.

- Wasser etwas anwärmen.
- Den Gelbildner mit etwa ¼ der Wassermenge zu einer glatten Masse verrühren.
- Im Wasser zu lösende Stoffe im verbliebenen Wasser auflösen.
- Lösung unter die Gelmasse mischen.
- Wirkstoffphase nach und nach einrühren.
- Das Gel in passende Behälter umfüllen, sorgfältig verschließen, beschriften und dann am besten kühl und trocken aufbewahren.

Waschgele, Duschgele, Shampoos Gel-Spezial – Gele mit *Tensidzusätzen*:

Wenn zu Gelen Tenside gemischt werden sollen, muss die Reihenfolge des Anrührens etwas verändert werden. Hier ist Vorsicht geboten, denn Tenside haben die schlechte Angewohnheit, Mixturen zu verflüssigen. Das ist letztlich kein Problem, die Wirkung bleibt unbenommen, allerdings ist das Angerührte dann eben nicht so schön in der Konsistenz.

- Gelbildner in ¼ der Wassermenge auflösen, bis alle Klümpchen aufgelöst sind.
- Masse mit Konservierung mischen.
- Wasserlösliche Stoffe im restlichen Wasser auflösen und zum Gel geben.
- Emulgatoren (erwärmt und geschmolzen) mit allen abgewogenen Tensiden mischen.
- Die Tensidmischung zum Gel geben.
- Wirkstofföle, ätherische Öle dazugeben.
- Restliche Inhaltsstoffe einrühren, abfüllen, beschriften und dann am besten kühl und trocken aufbewahren.

Fettcremes Manchen Cremes *fehlt die Wasserphase* komplett, zum Beispiel bei reinen Fettcremes wie Lippenpflegestiften. Da gehen Sie so vor:

- Fettphase schmelzen.
- Wirkstoffphase einrühren.
- Mixtur in passende Behälter umfüllen und fest werden lassen.
- Sorgfältig verschließen, beschriften und dann am besten kühl und trocken aufbewahren.

TIPPS UND TRICKS für gutes Gelingen

Das Dünne muss ins Dicke Grundsätzlich gilt: Eher dünne Stoffe werden in eher dicke Mischungen eingerührt, das heißt, wässrige Zutaten werden in der Regel in die geschmolzenen Öle und Fette eingearbeitet.

Klümpchen vermeiden Indem Sie pulvrige Substanzen kräftig mit dem Schneebesen in die wässrige Phase einrühren, vermeiden Sie Klümpchenbildung. Kleinere Klümpchen lösen sich meist nach einer Weile von selbst auf. Wenn Sie zu 100 % klümpchenfrei arbeiten wollen, streichen Sie die Masse durch ein feines Haarsieb.

Behutsam und schnell zur sahnigen Creme Oft genügt es, die Wasserphase auf Raumtemperatur oder nur ganz leicht zu erwärmen. Mischen Sie die Flüssigkeiten dann gleich mit der Wirkstoffphase und fügen beides zusammen in die geschmolzene, nicht zu warme (angenehm warm am kleinen Finger) Fettphase. Das Ergebnis sind wunderbar sahnige und duftig leichte Cremes.
Bei dieser Methode darf das Fett nicht heiß werden, wenn der Rest eingerührt wird, da ansonsten die empfindlichen Wirkstoffe unwirksam werden können.

Mut zur Lücke Ein angegebenes Öl oder die Butter, der Emulgator oder sonstige Ingredienzien sind gerade nicht im Vorrat? Ein Wirkstoff fehlt, die Düfte sind aus? Kein Problem! Mit etwas Erfahrung finden Sie einen passenden Ersatz oder können die eine oder andere Zutat weglassen. Vielleicht entsteht auf diese Weise Ihre neue Lieblingsvariante!

Und wenn etwas mal nicht geklappt hat, finden Sie ab Seite 138 Hilfe.

DIE MARMELADENGLAS-KOSMETIK
Alle Zutaten der Fettphase in ein Schraubdeckelglas geben und die festen Fette darin langsam schmelzen lassen. Erwärmte Wasserphase dazugießen, gut zudrehen und (eventuell mithilfe von Topflappen) das Glas kräftig durchschütteln. Im Wasserbad die Lotion abkühlen lassen, immer wieder dabei das Glas ordentlich schütteln. Wenn das Glas, respektive der Inhalt, handwarm ist, die Wirkstoffe dazugeben und nochmals gut durchschütteln. Auf diese Weise, so schwören die überzeugten Glasschüttlerinnen, kann man am einfachsten Cremes herstellen.

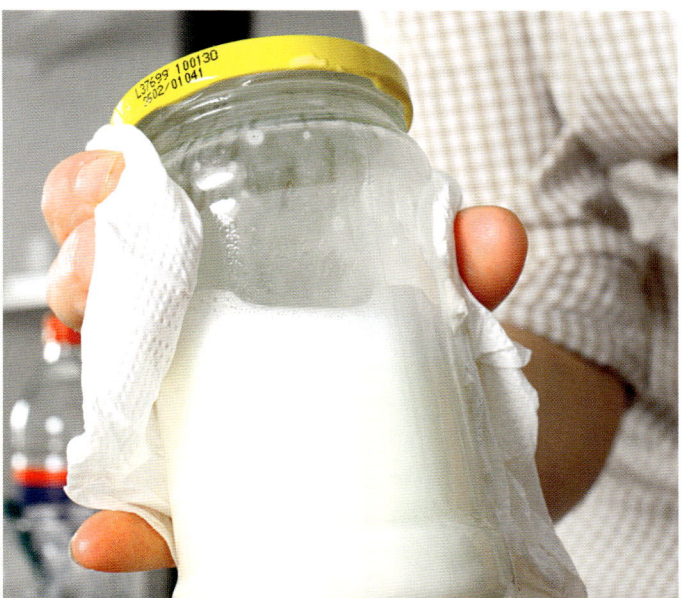

Simpel und schnell: die Marmeladenglas-Methode.

Gesichtspflege

Normale Haut? Fettige Haut? Sensible Haut? Für jeden Hauttyp finden Sie hier auf die jeweiligen Bedürfnisse abgestimmte, sehr hochwertige Pflegeprodukte fürs Gesicht, die wohl anspruchsvollste Hautpartie.

Für normale und junge Haut

GIRLIE
Feuchtigkeitscreme für junge Haut

Weizenkeimöl und Bienenwachs pflegen, Karottenöl wirkt beruhigend, Panthenol schützt und der frischfruchtige Duft macht jeden munter!

FETTPHASE
5 g Bienenwachs
2 g Sheabutter
2 g Lamecreme
1 g Cetylalkohol
40 g Weizenkeimöl
5 g Karottenöl

WASSERPHASE
80 g destilliertes Wasser

WIRKSTOFFPHASE
10 Tr. D-Panthenol
1 g Glycerin
je 3 Tr. Duft Orange,
Aprikose, Mango
4 g kosmetisches Basiswasser

POWERGEL-FLUID
für hohe Ansprüche

Das Gel hat es in sich: mit vielen Vitaminen, Hyaluronsäure und Aloe Vera.

FETTPHASE
entfällt

WASSERPHASE
100 g destilliertes Wasser
1 Msp. Gelbildner
1 Msp. Hyaluronsäure

WIRKSTOFFPHASE
1 ML Aloe-Vera-Gel
1 g ACE-Fluid
1 ML Elasthan
1 g Weizenprotein
1 g Meristemextrakt
1 TL Olivenöl
1 TL Jojobaöl
10 Tr. Paraben K
je 4 Tr. Duft Kokos, Himbeere, Grapefruit, Milch

MY FIRST
Gesichtsfluid

Für die erste „echte" Pflegecreme ist sie genau richtig: mit feinen Buttern, leichten Ölen und zartem Duft.

FETTPHASE
10 g Kakaobutter
5 g Bienenwachs
5 g Emulsan II
2 g Lanolin
10 g Traubenkernöl
10 g Mandelöl
15 g Jojobaöl

WASSERPHASE
80 g destilliertes Wasser
30 g Orangenblütenwasser
1 g Zitronensäure

WIRKSTOFFPHASE
1 g Glycerin
1 g D-Panthenol
6 g kosmetisches Basiswasser
je 5 Tr. Duft Flieder, Aprikose und Orange
je 2 Tr. Lavendel, Wildkirsche

GEL AUF VORRAT
200 g warmes, destilliertes Wasser mit *2 Msp. Gelbildner* glatt verrühren (zunächst mit 50 g Wasser anrühren, dann Rest dazu). Mit *10 g kosmetischem Basiswasser* konservieren und im Kühlschrank lagern.

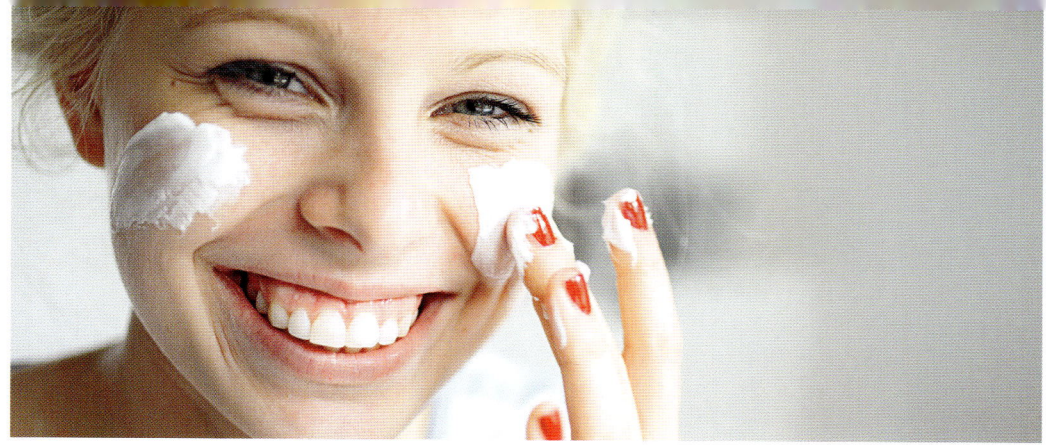

Morgenfrische
intensive Feuchtigkeitspflege für jede Haut

Nur vom Feinsten! Mango-butter und Öle pflegen, Aloe Vera schenkt Feuchtigkeit, Panthenol und Meristem-extrakt wirken schützend, nahrhafte Vitamine versor-gen zusätzlich die Haut. Und der Duft von frischen Beeren verwöhnt.

FETTPHASE
25 g Mangobutter
2 g Lamecreme
3 g Emulsan II
15 g Aprikosenkernöl
10 g Jojoba- oder Olivenöl
20 g Hagebuttenkernöl

WASSERPHASE
140 g destilliertes Wasser

WIRKSTOFFPHASE
1g Panthenol
15 Tr. Aloe-Vera-Gel
2 Tr. Pro Vit F
5 Tr. Meristemextrakt
7 g kosmetisches Basiswasser
je 5 Tr. Duft Milch, Himbee-re, Brombeere, Erdbeere

Young Ladies' Breakfast
Feuchtigkeitsfluid für junge Haut

Der weiche Frischekick am Morgen! Mit Avocadoöl, da-mit die Creme gut einzieht, feines Bienenwachs für extra Pflege. Urea bindet Feuchtig-keit, Vitamin E schützt die Haut. Und der Duft? Wonach ist dir?

FETTPHASE
10 g Shea- oder Kakaobutter
1 EL Bienenwachs
1 TL Emulsan II
1 g Cetylalkohol
10 g Aprikosenkernöl
15 g Avocadoöl
10 g Nachtkerzenöl

WASSERPHASE
90 g destilliertes Wasser
1 Msp. Urea

WIRKSTOFFPHASE
5 Tr. D-Panthenol
5 Tr. Feuchtigkeitsfaktor
2 Tr. Vitamin E
5 g kosmetisches
Basiswasser
10 Tr. Duft nach Wunsch

For him and her
Vitamin-Tagescreme

Kakaobutter, Mandel- und Jojobaöl sorgen für die Pflege, Da Zao wirkt schützend, das Lipoderminkonzentrat spen-det Feuchtigkeit und die Duft-note ist „for him and her".

FETTPHASE
20 g Mandelöl
15 g Jojobaöl
10 g Kakaobutter
4 g Emulsan II
1 g Lamecreme

WASSERPHASE
75 g destilliertes Wasser

WIRKSTOFFPHASE
1 g ACE-Fluid
1 g Da Zao
5 Tr. Pro Vit F
1 g Lipoderminkonzentrat
je 5 Tr. Duft Vanille, Limette, Sandelholz
je 2 Tr. Duft Apfel, Zitronen-gras
10 Tr. Paraben K

Für empfindliche und/oder trockene Haut

FRECHES FRÜCHTCHEN
Basis-Tagespflege für trockene Haut

Verschiedene reichhaltige Öle und Buttern pflegen intensiv, Orangenblütenwasser und Aloe Vera schenken viel Feuchtigkeit und das Ganze riecht fein nach Zitrusfrüchten. Die Zutaten ergeben eine weiche, weiße Creme, die nach 1–2 Tagen noch etwas fester wird.

FETTPHASE
3 g Lamecreme
1 g Cetylalkohol
2 g Emulsan II
5 g Sheabutter
5 g Ceralan
40 g Mandelöl
10 g Aprikosenkernöl

WASSERPHASE
90 g Orangenblütenwasser

WIRKSTOFFPHASE
10 Tr. ACE-Fluid
1 g Aloe-Vera-Gel
je 5 Tr. Duft Orange, Limone, Erdbeer und Flieder
9 Tr. Paraben K

WOLKENWEICH
luftig leichte Gesichtspflege

Mit feinem Traubenkernöl, Kakaobutter und Bienenwachs. Die Hyaluronsäure spendet Feuchtigkeit, Propolis nährt die Haut. Und dieser Duft …

FETTPHASE
25 g Jojobaöl
25 g Traubenkernöl
1 EL Bienenwachs
1 EL Kakaobutter
1 EL Tegomuls

WASSERPHASE
100 g destilliertes Wasser
1 Msp. Hyaluronsäure

WIRKSTOFFPHASE
5 Tr. Propolis
5 Tr. Meristemextrakt
5 Tr. Vitamin A
5 Tr. Feuchtigkeitsfaktor
5 g kosmetisches Basiswasser
je 5 Tr. Duft Papaya, Himbeere, Aprikose, Bergamotte

WINTERCREME
für schutzbedürftige Haut

Nachtkerzenöl und Zi Cao pflegen intensiv, durch das Wollwachs wirkt die Creme rückfettend, Panthenol und Bisabolol schützen die Haut. Der Duft erinnert nicht an Schneematsch, sondern an eine wunderbare Blütenwiese.

FETTPHASE
30 g Wollwachs
1 TL Sheabutter
40 g Nachtkerzenöl
10 g Teesamenöl
5 g Emulsan II

WASSERPHASE
90 g destilliertes Wasser

WIRKSTOFFPHASE
1 g Panthenol
8 Tr. Bisabolol
1 g Zi Cao
4 Tr. Vitamin E
je 5 Tr. Duft Flieder, Rose, Veilchen und Maiglöckchen
14 Tr. Paraben K

SCHLEMMERTÖPFCHEN
Feuchtigkeitspflege für trockene und angegriffene Haut

Reichhaltige Öle, Buttern und Wachse sorgen für intensive Pflege und Schutz, Aloe Vera schenkt Feuchtigkeit, Grüntee und Meristemextrakt wirken schützend, mit vielen nahrhaften Vitaminen. Zieht durch das Avocadoöl besonders schnell ein.

FETTPHASE
15 g Mandelöl
15 g Avocadoöl
15 g Hagenbuttenkernöl
5 g Tegomuls
2 g Kakaobutter
4 g Sheabutter
2 g Bienenwachs
3 g Lanolin
1 g Fluidlecithin Super

WASSERPHASE
65 g destilliertes Wasser

WIRKSTOFFPHASE
1 g D-Panthenol
je 1 g Grüntee- und Meristemextrakt
5 Tr. ACE-Fluid
1 ML Aloe-Vera-Gel
je 5 Tr. Duft Aprikose, Honigmilch, Rose, Veilchen
6 g kosmetisches Basiswasser

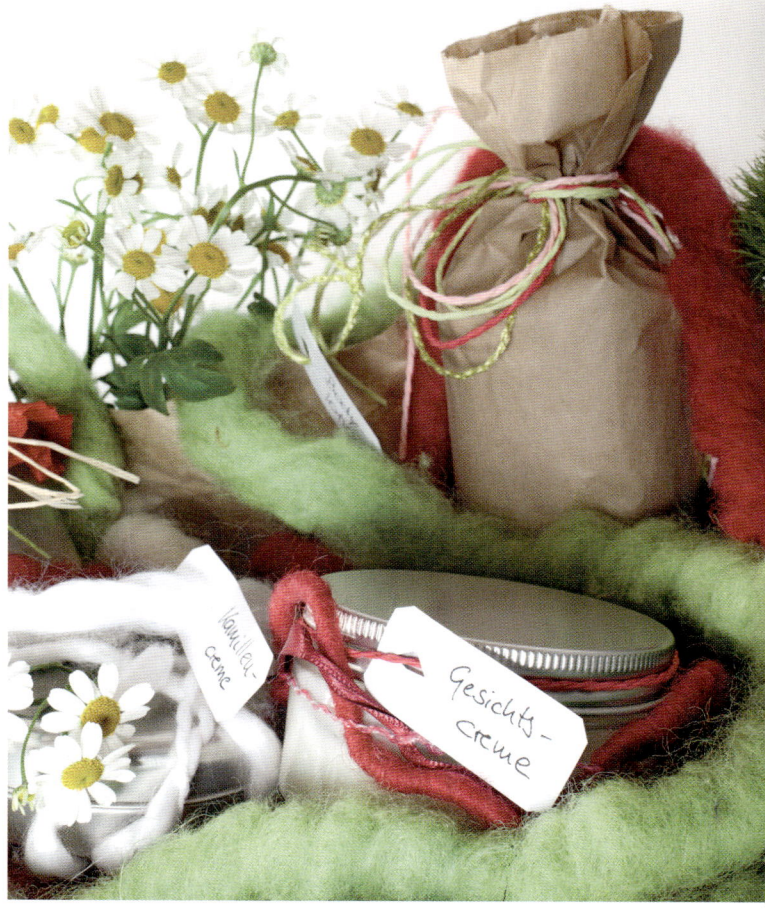

Hübsch verpackt ist selbst gerührte Creme ein sehr persönliches Mitbringsel.

MEIN TIPP:
Wer besondere Öle liebt, kann das Avocadoöl auch durch Haselnuss- oder Himbeersamenöl ersetzen, das Mandelöl um 5 g reduzieren und dafür zum Beispiel je 2–3 g Johanniskernsamenöl und Gurkensamenöl ergänzen.

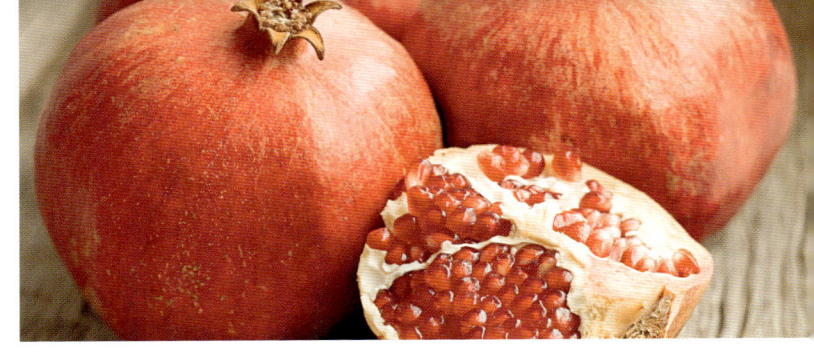

*Für reife Haut ist Granatapfelkernöl
eine Wonne.*

Für reife Haut

MATURE LADIES' BREAKFAST
Intensiv-Feuchtigkeitsfluid

*Reife Haut – was ist das?
Reichhaltigen Öle sorgen für
intensive Pflege.*

FETTPHASE
2 EL Nachtkerzenöl
2 EL Mandelöl
2 EL Granatapfelkernöl
1 g Fluidlecithin Super
1 TL Emulsan II
1 TL Bienenwachs
10 g Sheabutter

WASSERPHASE
140 g destilliertes Wasser
1 g Hyaluronsäure

WIRKSTOFFPHASE
10 g Aloe-Vera-Gel
1 g Feuchtigkeitsfaktor
5 Tr. D-Panthenol
10 Tr. ACE-Fluid
15 g kosm. Basiswasser
1 EL Glycerin
je 5 Tr. Duft Mango, Erd-
beere, Apfel, Vanille

MEIN TIPP:
Statt Nachtkerzenöl können Sie
auch Mandelöl nehmen; Hagebuttenkernöl ist als Ersatz für das
teure Granatapfelkernöl wunderbar
geeignet.

NOISETTE
intensive Wohlfühlpflege

*Schnell einziehende Creme
mit Haselnuss-, Macadamia-
nuss- und Mandelöl inklusi-
ve feinem Nussduft.*

FETTPHASE
1 EL Lamecreme
1 EL Kakaobutter
2 g Cetylalkohol
3 g Lanolin
1 g Tegomuls
10 g Haselnussöl
10 g Macadamianussöl
15 g Mandelöl

WASSERPHASE
90 g destilliertes Wasser

WIRKSTOFFPHASE
10 g kosmetisches Basiswasser
je 5 Tr. Duft Vanille, Kokos,
Karamel

REIFEPRÜFUNG
*Tagespflege für anspruchs-
volle Haut*

*Vitaminreiche Creme mit al-
lerfeinsten Ölen und Buttern.*

FETTPHASE
10 g Emulsan II
12 g Sheabutter
8 g Mangobutter
5 g Kirschkernöl
5 g Traubenkernöl
5 g Macadamianussöl
5 g Grantapfelkernöl
10 g Nachtkerzenöl
30 g Jojobaöl
5 g Tegomuls
5 g Bienenwachs
2 g Fluidlecithin Super

WASSERPHASE
150 g Orangenblütenwasser

WIRKSTOFFPHASE
1 g Meristemextrakt
10 Tr. Seidenprotein
1 g Feuchtigkeitsfaktor
1 g D-Panthenol
1 g ACE Fluid
je 10 Tr. Duft Aprikose,
Mango, Orange
8 g kosmetisches Basiswasser

MEIN TIPP:
Auch als Pflegemaske geeignet!

Für fettige und/oder unreine Haut

MORGENTAU
Pflege für fettige, unreine Haut

Schon wieder glänzt die Nase? Wächst da was am Kinn? Da hilft Morgentau: Walnussöl wirkt ausgleichend, Lanolin ist leicht rückfettend, Glycerin bindet Feuchtigkeit und Kräuterauszüge unterstützen die Heilung.

FETTPHASE
15 g Babassuwachs
5 g Kokosbutter
45 g Walnussöl
5 g Lanolin

WASSERPHASE
100 g Thymian-Salbeitee
1 g Zitronensäure

WIRKSTOFFPHASE
5 g Glycerin
1 g Zi Cao
je 2 Tr. Thymian-, Salbei- und Teebaumöl
15 Tr. Paraben K

SNOW NIGHT
bei irritierter Haut für Tag und Nacht

Tag, ich komme … und zwar mit schön gepflegter Haut! Bioschwefel und Zinkoxid wirken abheilend, Bisabolol beruhigt, Da Zao schützt und pflegt die Haut.

FETTPHASE
1 EL Aprikosenkernöl
1 EL Nachtkerzenöl
1 EL Hagebuttenkernöl
10 g Sheabutter
2 g Babassuwachs
7 g Tegomuls

WASSERPHASE
50 g destilliertes Wasser

WIRKSTOFFPHASE
2 Tr. Da Zao
2 Tr. Bioschwefel
1 g Bisabolol
1 Msp. Zinkoxid
3 g kosmetisches Basiswasser

GARAUS
Feuchtigkeitscreme für jeden Tag

Schluss mit Pusteln und Co! Babassubutter zieht besonders schnell ein, Distelöl mattiert die Haut, Hagebuttenöl und Mädesüßextrakt wirken entzündungshemmend, Bisabolol und Propolis schützen. Was will man mehr.

FETTPHASE
5 g Tegomuls
5 g Babassubutter
25 g Distelöl
25 g Hagebuttenöl
1 g Fluidlecithin Super

WASSERPHASE
80 g destilliertes Wasser

WIRKSTOFFPHASE
1 g Bioschwefel
10 Tr. Mädesüßextrakt
2 g Weizenprotein
1 g Bisabolol
1 g Propolis
1 g Lipoderminkonzentrat
je 5 Tr. Duft Vanille, Limette, Blutorange
5 g kosmetisches Basiswasser

ERNÄHRUNG IST WICHTIG
Neuere Forschungen zeigen, dass Kohlenhydrate und besonders Milch Auslöser für unreine Haut sein können. Völker, die sich milch- und kohlenhydratarm ernähren, kennen das Problem unreiner Haut nicht.

Für entzündliche Haut

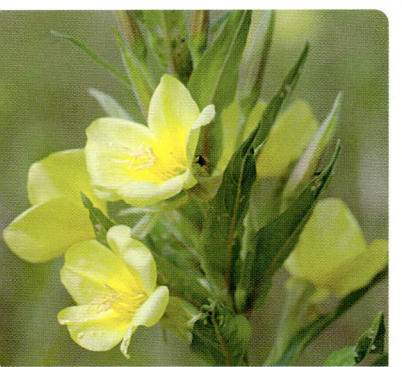

Die Nachtkerze enthält die wertvolle Gamma-Linolensäure.

ENTZÜNDLICHE UND VOR ALLEM NEURODERMITISCHE HAUT
benötigt viel Feuchtigkeit. Die wichtigsten Wirkstoffe dafür sind: Allantoin, Urea, die B-Vitamine sowie Vitamin E, H, Avocadin, Da Zao, Feuchtigkeitsfaktor, Gamma-Linolensäure, Glycerin, Kollagen, Seidenproteine und Squalan.
Bei schlimmeren Beschwerden sollten Sie auf jeden Fall einen Hautarzt zurate ziehen.

NEW DREAM
Creme für neurodermitische Haut

Erst juckt es, dann kratzt man, dann blutet es – immer der gleiche Kreislauf. Es muss doch etwas helfen! Probieren Sie diese Creme mit Avocadin. Sie zieht schnell ein, spendet Feuchtigkeit und pflegt intensiv, das Avocadin wirkt speziell bei Ekzemen. Die ganze Komposition ist natürlich ohne Duftstoffe und daher besonders verträglich. Aber bitte an einer kleinen Stelle am Unterarm zunächst die Verträglichkeit ausprobieren!

FETTPHASE
10 g Nachtkerzenöl
5 g Gurkensamenöl
10 g Reiskeimöl
10 g Mangobutter
5 g Sheabutter
1 g Avocadin
2 g Ceralan
5 g Tegomuls

WASSERPHASE
50 g destilliertes Wasser

WIRKSTOFFPHASE
3 g kosmetisches Basiswasser

ALL-HOUR-CREME
schützende Fettcreme für den ganzen Tag

Wertvolle Öle pflegen, Lanolin wirkt rückfettend, Babassubutter zieht schnell ein und Vitamin E, Schwarztee und Grünteeextrakt wirken stark schützend. Zudem wirkt Propolis antibakteriell, Angelikawurzel entspannt.

FETTPHASE
25 g Lanolin
25 g Babassubutter
je 5 g Rizinusöl, Maiskeimöl, Calendulaöl, Geraniumöl, Karottenöl
2 g Lamecreme

WASSERPHASE
entfällt

WIRKSTOFFPHASE
1 g Vitamin E
1 g Grünteeextrakt
1 g Propolis
3 g Schwarztee gekocht und 10 Min. gezogen
je 2 Tr. ätherisches Öl von Angelikawurzel, Kamille, Zedernholz
8 Tr. Paraben K

VITAMIN B$_{12}$
Manche von Allergien und krankhaften Hautveränderungen Geplagte schwören auf Vitamin B$_{12}$ als Wirkstoff. *Aber Achtung:* Es kann die Creme stark rot färben, wenn Sie die kristalline Form wählen. Auch die Haut färbt sich dann rötlich. Bei Ampullen hingegen ist der Farbstoff minimiert und die Creme bleibt hell.

ELAS CREME
Tagesfluid mit Vitamin B$_{12}$

Grünes Avocadoöl zieht besonders schnell ein, Sheabutter und Traubenkernöl pflegen intensiv, Vitamin B$_{12}$ wirkt entzündungshemmend und zellenerneuernd, Urea bindet die Feuchtigkeit in der Haut. Auch diese Creme ist ohne Duftstoffe und damit besonders verträglich.

FETTPHASE
20 g grünes Avocadoöl
5 g Traubenkernöl
5 g Sheabutter
3 g Tegomuls

WASSERPHASE
60 g destilliertes Wasser
1 g Urea
1 g oder 1 Ampulle Vitamin B$_{12}$

WIRKSTOFFPHASE
1 g Glycerin
3 g kosmetisches Basiswasser

BASIC
beruhigende Tagescreme

Das Frühstückchen für alle Hautmimöschen mit „fast nichts drin" und doch allem, was für die Rundumpflege der Haut nötig ist.

FETTPHASE
45 g Grünes Avocadoöl
9 g Emulsan II

WASSERPHASE
90 g destilliertes Wasser
1 g Zitronensäure

WIRKSTOFFPHASE
5 g kosmetisches Basiswasser

PARADIESCREME
die grüne Creme für ganz Sensible

Avocadin, ein Teil des Avocadoöls, hat hautähnliche Inhaltsstoffe und eine stark rückfettende sowie pflegende Wirkung, ist feuchtigkeitsbindend und entzündungshemmend. Natürlich ohne Duftstoffe.

FETTPHASE
10 g Avocadoöl
5 g Weizenkeimöl
10 g Nachtkerzenöl
15 g Mangobutter
5 g Sheabutter
1 g Avocadin
2 g Ceralan
5 g Tegomuls

WASSERPHASE
50 g destilliertes Wasser

WIRKSTOFFPHASE
2 Tr. Da Zao
2 Tr. Squalan
1 ML Glycerin
3 g kosmetisches Basiswasser

Pflegeemulsionen mit fertigen Basiscremes

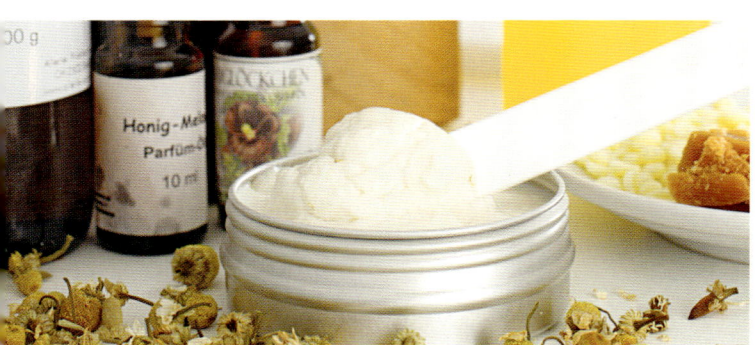

Auf die Schnelle

Besonders, wenn es schnell gehen soll und Sie nicht alle möglichen Zutaten zu Hause haben, sind Cremebasen wie Cremebasis JP und Cremesoft HT oder Cremaba HT C1 bis C3 und Plus (Anbieter Spinnrad und Hobbythek) eine praktische Sache. Sie haben den Vorteil, dass die Fett- und die Wasserphasen bereits zusammengearbeitet sind. Sie müssen also nichts mehr erwärmen, sondern rühren die gewünschten Zusatzwirkstoffe einfach in die Basiscreme ein.

Diese Basiscremes sind sehr gut verträglich und auf die jeweiligen Hautbedürfnisse abgestimmt. Sie beinhalten natürliche Lipide, die sich bestens mit dem natürlichen Hautfett verbinden.

Multifunktionsrezepte

Alle hier angegebenen Rezepte eignen sich auch als Maske.

C-Basiscreme „Anti-Pickel"
für unreine Haut

Basis
50 g Cremebasis JP, Cremesoft HT oder Cremaba C3

Zusätze
2 g Zinkoxid
1 g Heilerde
1 g Benzoe Siam
2 Tr. Salbeiöl
2 Tr. Teebaumöl
je 5 Tr. Duft Vanille, Lavendel, Grapefruit

C-Basiscreme „Vitaminchen"
für reife und trockene Haut

Basis
50 g Cremebasis JP, Cremesoft HT oder Cremaba C1

Zusätze
2 g Aprikosenkernöl
2 g Borretschöl
1 g Fluidlecithin Super
1 g Glycerin
5 Tr. D-Panthenol
3 Tr. ACE-Fluid
je 5 Tr. Duft Honigmilch, Babycotton, Aprikose

C-Basiscreme „Morgenfrische"
für junge und normale Haut

Basis
50 g Cremebasis JP, Cremesoft HT oder Cremaba C1

Zusätze
je 2 g Jojoba- und Mandelöl
1 g Glycerin
5 Tr. D-Panthenol
5 Tr. Bisabolol
1 g Vitamin E
je 5 Tr. Duft Milch, Karamell, Schokolade

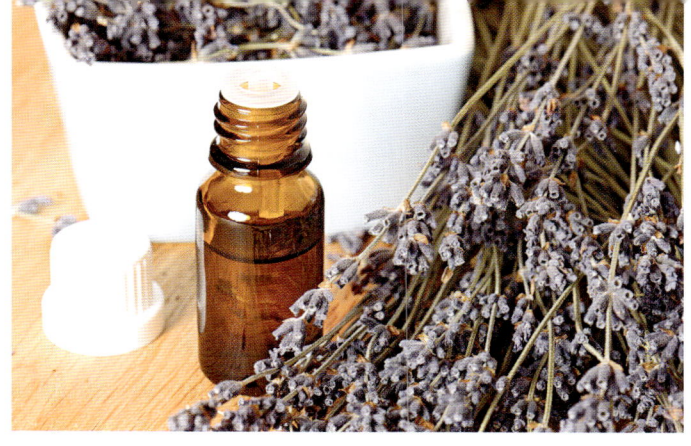

Lavendel beruhigt, entspannt und pflegt.

C-BASISCREME „MELISSENCREME"
für normale und fettige Haut

BASIS
50 g Cremebasis JP, Cremesoft HT oder Cremaba C2

ZUSÄTZE
2 g Distelöl
2 g Weizenkeimöl
2 g Melissenöl
1 g Glycerin
5 Tr. Bisabolol
1 g ACE-Fluid
1 g Aloe-Vera-Gel
je 5 Tr. Duft Melisse, Rose, Lavendel

C-BASISCREME „JOHANNISKRAUT"
für schuppige, juckende Haut

BASIS
50 g Cremebasis JP, Cremesoft HT oder Cremaba Plus

ZUSÄTZE
5 g Johanniskrautöl
5 g Nachtkerzenöl
2 g Borretschöl
1 ML Glycerin
1 g Squalan
1 g Aloe-Vera-Gel
1 g Zi Cao

C-BASISCREME „REGENERATION"
für trockene oder reife Haut

BASIS
50 g Cremebasis JP, Cremesoft HT oder Cremaba C1

ZUSÄTZE
2 g Sanddornöl
2 g Macadamianussöl
2 g Arganöl
1 g Seidenprotein
1 ML ACE-Fluid
1 g Squalan
5 Tr. Pro Vit F
je 3 Tr. Duft Mango, Birne, Maiglöckchen, Vanille, Rose

C-BASISCREME „VITAMIN-B$_{12}$-CREME"
für irritierte, entzündete und sensible Haut

BASIS
50 g Cremebasis JP, Cremesoft HT oder Cremaba C1

ZUSÄTZE
1 g Nachtkerzenöl
1 g Avocadoöl
1 g oder 1 Ampulle Vitamin B$_{12}$
2 g Avocadin

C-BASISCREME „LAVENDEL-FUSSPFLEGE"
schnelle und unkomplizierte Fußcreme

BASIS
50 g Cremebasis JP, Cremesoft HT oder Cremaba C1

ZUSÄTZE
10 Tr. Lavendelöl
je 5 Tr. Thymian-, Salbei- und Kamillenöl

C-BASISCREME „FUSSPFLEGE"
wohltuender Balsam für die Füße

BASIS
50 g Cremebasis JP, Cremesoft HT oder Cremaba C1

ZUSÄTZE
je 1 g Panthenol und Glycerin
1 g Sandelholzöl
5 Tr. Rosmarinöl
5 Tr. Pfefferminzöl
1 g Urea (in etwas destilliertem Wasser aufgelöst)
6 Tr. Paraben K

For men

YES WE CAN
Aftershave mit dem Frischekick

Mit Hamameliswasser und Kamillentee, beide wirken beruhigend und heilend. Alaun ist blutstillend und desinfiziert, Meristemextrakt erhöht die Widerstandskraft der Haut, Urea schenkt Feuchtigkeit.

FETTPHASE
entfällt

WASSERPHASE
50 g Hamameliswasser
50 g Kamillentee
1 g Urea

WIRKSTOFFPHASE
1 g Alaun
1 g Meristemextrakt
10 g kosmetisches Basiswasser
je 5 Tr. Duft Kamille, Myrrhe, Limone

OH HAPPY DAY
fruchtiges Aftershave-Gel

Freude wecken für den neuen Tag – mit Orangenblütenwasser, das wirkt beruhigend und heilend. Allantoin glättet, Bisabolol wirkt entzündungshemmend und Hagebutten- und Hanföl stärken und binden Feuchtigkeit.

FETTPHASE
entfällt

WASSERPHASE
40 g Orangenblütenwasser
40 g Hamameliswasser
1 Msp. Gelbildner
1 Msp. Allantoin

WIRKSTOFFPHASE
1 g Panthenol
1 g Hagebuttenöl
1 g Fluidlecithin Super
1 g Hanföl
15 Tr. Bisabolol
4 g kosmetisches Basiswasser

GUTEN-MORGEN-PFLEGEBALM
für empfindliche Männerhaut

Wenn sich Haut und Rasierapparat schlecht vertragen, nehmen wir pflegendes Bienenwachs. Das Reiskeimöl und Aloe Vera schenken der Haut die nötige Feuchtigkeit, Karottenöl wirkt beruhigend und heilend.

FETTPHASE
1 EL Bienenwachs
50 g Reiskeimöl
3 g Fluidlecithin Super
3 g Karottenöl
12 g Emulsan II

WASSERPHASE
120 g Kamillentee
1 g Allantoin

WIRKSTOFFPHASE
1 g Aloe-Vera-Gel
1 g Panthenol
5 Tr. Meristemextrakt
12 Tr. Paraben K

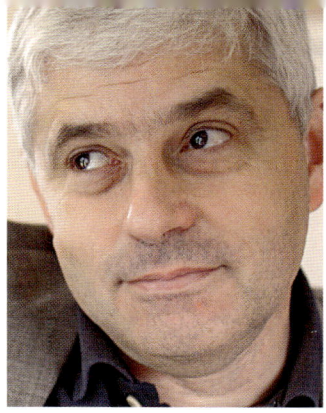

Auch Männerhaut will gut gepflegt sein.

MISTER
Aftershave-Balsam

Rasieren, Seife abwaschen, dann der Balsam und der Tag kann beginnen: Avocadoöl zieht besonders schnell ein, Feuchtigkeitsfaktor gleicht aus, Meristemextrakt erhöht die Widerstandskraft der Haut und Vitamin C wirkt heilend.

FETTPHASE
5 g Emulsan II
1 g Fluidlecithin Super
1 TL Kakaobutter
1 g Avocadin
15 g Avocadoöl
20 g Mandelöl

WASSERPHASE
80 g destilliertes Wasser
1 Msp. Vitamin C

WIRKSTOFFPHASE
10 Tr. Meristemextrakt
1 g Feuchtigkeitsfaktor
2 g Glycerin
8 g kosmetisches Basiswasser
je 10 Tr. Duft Sandelholz,
Zitrone und Bergamotte

ERFRISCHENDER KRÄUTERBALM
für jeden Hauttyp

Erfrischung gefällig? Dann ist dieser Balm genau das Richtige! Sheabutter und Maiskeimöl sowie Zi Cao pflegen, Plantessenz wirkt lindernd und kühlt, Squalan glättet die Haut.

FETTPHASE
8 g Sheabutter
8 g Walratersatz
30 g Maiskeimöl
30 g Rapsöl
4 g Tegomuls

WASSERPHASE
20 g Plantessenz
100 g destilliertes Wasser

WIRKSTOFFPHASE
1 g Glycerin
1 g Squalan
1 g Zi Cao
12 Tr. Paraben K

MOLIÈRE
ultraleichte Bartpflege

Mit Lanolin, das wirkt rückfettend, Kakaobutter und Maiskeimöl pflegen, Hamameliswasser wirkt beruhigend und heilend, Allantoin wirkt glättend.

FETTPHASE
1 EL Lanolin
1 EL Kakaobutter
1 EL Tegomuls
1 g Fluidlecithin Super
45 g Maiskeimöl

WASSERPHASE
60 g destilliertes Wasser
30 g Hamameliswasser
1 Msp. Allantoin

WIRKSTOFFPHASE
1 g D-Panthenol
10 Tr. Bisabolol
9 g kosmetisches Basiswasser
2 Tr. Pfefferminzöl
2 Tr. Rosmarinöl
20 Tr. Orangenöl

Gesichtsreinigung

Reinigungslotionen erleichtern uns die Reinigung unseres Gesichtes und bereiten unsere Haut optimal für die Pflege vor. Es gibt sie in vielen verschiedenen Konsistenzen.

Für alle Hauttypen

DIE RICHTIGE REINIGUNG

Egal, ob Reinigungsmilch, -gel, -peeling oder Waschcreme, sie alle haben die *Aufgabe,* die Haut von Schweiß, Make-up, Fett, Hautschüppchen, Staub und Schmutz zu befreien. Dazu müssen die wasser- wie die fettlöslichen Stoffe „erwischt" werden.

Reinigen Sie sie morgens und abends mit einer milden Mixtur. Peelings sollten höchstens 1-mal pro Woche zum Einsatz kommen. *Wichtig* ist dabei, das Reinigungsprodukt anschließend mit einem Tuch abzunehmen oder mit ausreichend Wasser abzuspülen.

Die *Zutaten* sollten auf den Hauttyp abgestimmt sein. In der Regel nimmt man etwas einfachere Öle (da sie ja wieder abgewaschen werden) und fügt noch Waschsubstanzen dazu.
Sie können übrigens jedes Produkt für die Gesichtsreinigung auch für die Körperreinigung verwenden, dennoch sind einige spezielle Reinigungsprodukte für den Körper ab Seite 64 aufgeführt.

REIN UND FEIN
Reinigungsmilch für normale Haut

Noch nicht wach? Jetzt aber schnell das Gesicht unters Wasser halten und mit der Milch das Sandmännchen nach Hause schicken. Sonnenblumenöl wirkt pflegend, Sanfteen lässt die Milch leicht schäumen, Plantessenz macht frisch und munter.

FETTPHASE
10 g Emulsan II
70 g Sonnenblumenöl
5 g Tegomuls
1 g Lysolecithin

WASSERPHASE
20 g Plantessenz
8 g Sanfteen
180g destiliertes Wasser

WIRKSTOFFPHASE
10 g kosmetisches Basiswasser
10–15 Tr. Duft nach Wunsch

MEIN TIPP:
Mit 1 TL feinem Seesand angereichert, ist diese Waschcreme ein wunderbares Peeling.

MOHN-PEELING
sanftes Peeling für alle Hauttypen

Darf's doch etwas gründlicher sein? Dann beginnt der Morgen gelegentlich mit diesem Peeling! Mit schützendem Da Zao, pflegendem Bienenwachs und sanft rubbelnden Mohnsamen.

FETTPHASE
50 g Distelöl
10 g Mandelöl
1 EL Bienenwachs
5 g Lamecreme
2 g Cetylalkohol

WASSERPHASE
150 g destilliertes Wasser
½ TL SLSA

WIRKSTOFFPHASE
2 EL Mohnsamen
1 g Da Zao
1 g Weizenprotein
15 g kosmetisches Basiswasser

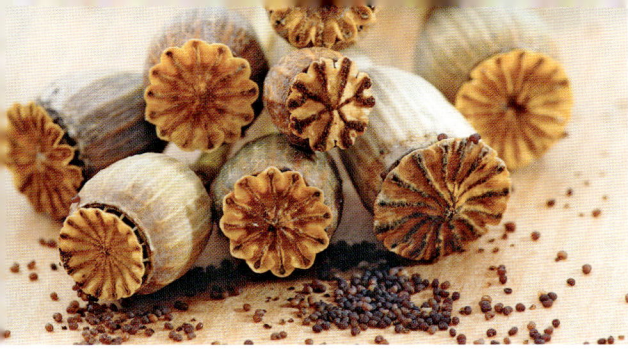

Mohn eignet sich gut für sanfte Peelings.

Für unreine und/oder fettige Haut

ORANGENMILCH
milde und pflegende Haut-reinigung

Schon wieder ein rotes Etwas mitten auf der Wange? Hier hilft diese Lotion für die morgendliche Reinigung. Mit duftendem Orangenblüten-wasser, pflegendem Milch-pulver und Johanniskrautöl zur Beruhigung der Haut.

FETTPHASE
entfällt

WASSERPHASE
1 Msp. Gelbildner
100 g Orangenblütenwasser
20 g destilliertes Wasser
5 g Milchpulver
1 g Urea
5 g Sanfteen
1 g Lysolecithin

WIRKSTOFFPHASE
5 Tr. Johanniskrautöl
1 ML Weizenkeimöl
je 10 Tr. Duft Honigmilch,
Blutorange
12 g kosmetisches Basis-wasser

ROSEN-REINIGUNGS-MILCH
für normale und Mischhaut

Traubenkernöl ist besonders vitaminreich, Urea bindet Feuchtigkeit und Bisabolol schützt die Haut. Mit zartem Rosenduft.

FETTPHASE
10 g Traubenkernöl
10 g Distelöl
4 g Tegomuls
4 g Kakaobutter
1 g Lysolecothin

WASSERPHASE
5 g Sanfteen
35 g destilliertes Wasser
40 g Rosenwasser
1g Urea

WIRKSTOFFPHASE
5 Tr. Bisabolol
8 g kosmetisches Basiswasser
je 5 Tr. Duft Blutorange,
Rose, Kokos, Vanille

MINZE-WASCHCREME
Aknekiller oder Frischekick

Allantoin wirkt wundheilend und reizlindernd, D-Pan-thenol schützt die Haut, Minze sorgt für wohltuende Frische.

FETTPHASE
70 g Olivenöl
5 g Emulsan II

WASSERPHASE
140 g Pfefferminztee
1 g Allantoin
5 g Sanfteen

WIRKSTOFFPHASE
1 g Aloe Vera
1 g D-Panthenol
7 g kosmetisches Basiswasser
je 5 Tr. Öl Pfefferminz,
Kokos, Orange
2 Tr. Salbeiöl

Für trockene, reife und/oder sensible Haut

MANDEL-KAMILLEN-REINIGUNGSMILCH
intensiv pflegende Reinigungsmilch

Mimosenmilch für die ganz Sensiblen – nichts kann mehr schiefgehen. Mit den pflegenden Zutaten Mandelöl und Sheabutter sowie feinem Kamillenaroma.

FETTPHASE
5 g Sheabutter
5 g Emulsan II
45 g Mandelöl
1 g Lysolecithin

WASSERPHASE
40 g destilliertes Wasser
50 g Kamillenblütenabsud
8 g Tensidmischung

WIRKSTOFFPHASE
je 5 Tr. Duft Kamille, Vanille, Orange
5 Tr. Kamillenöl
5 g kosmetisches Basiswasser

ROSENBLÜTENMILCH
reichhaltige Reinigungsmilch für Anspruchsvolle

Wertvolle Öle und Rosenblütenwasser, eine adelige Mischung für hohe Ansprüche. Und dazu: Rose, Flieder, Veilchen, Vanille … der Duft passt zu Königinnen!

FETTPHASE
35 g Macadamianussöl
15 g Nachtkerzenöl
1 TL Bienenwachs
3 g Emulsan II
1 g Lamecreme

WASSERPHASE
80 g destilliertes Wasser
50 g Rosenblütenwasser
8 g Sanfteen
1 TL SLSA

WIRKSTOFFPHASE
je 5 Tr. Duft Rose, Flieder, Veilchen, Vanille
13 g kosmetisches Basiswasser

KAMILLEN-REINIGUNGSÖL
extrem mildes und intensiv pflegendes Öl

Bienenwachs pflegt die Haut, Kamillenöl wirkt beruhigend, Panthenol gibt der Haut Schutz. Mit zarter Vanille-Duftnote.

FETTPHASE
100 g Sonnenblumenöl
5 g Bienenwachs

WASSERPHASE
entfällt

WIRKSTOFFPHASE
10 Tr. Kamillenöl
10 Tr. D-Panthenol
6 Tr. Antiranz
je 5 Tr. Duft Mango, Pflaume
2 Tr. Duft Lavendel
15 Tr. Duft Vanille

MEIN TIPP:
Am besten das Öl mit einem warmen, feuchten Tuch wieder von der Haut abnehmen.

> **KREATIVE FREIHEIT**
> Sie können die Waschemulsionen beliebig abändern und zum Beispiel die Peeling-Stoffe weglassen oder in eine andere Lotion einarbeiten. Alles ist möglich, probieren Sie es aus!

WASCHCREME MIT HASELNUSSÖL
intensiv pflegende Waschcreme

Der Haselnussstrauch steht für den Beginn des Frühlings, für Wunscherfüllung und für Glück ... und die Nuss für das Glück der Haut. Mit pflegendem Haselnussöl, beruhigendem Calendulawasser und Weizenproteinen, die der Haut Nahrung geben.

FETTPHASE
25 g Haselnussöl
3 g Lamecreme
1 TL Emulsan II
1 g Lysolecithin

WASSERPHASE
80 g Calendulawasser
1 Msp. Xanthan
5 g Sanften

WIRKSTOFFPHASE
1 g Squalan
1 g Weizenprotein
10 Tr. Duft Honigmilch, Rose, Geranie
8 g kosmetisches Basiswasser

OLIVEN-MANDELKERN-WASCHCREME
Peelingcreme für ein schönes Hautbild

Mit pflegender Kakaobutter und natürlichem Granulat, das die Hornschüppchen sanft löst.

FETTPHASE
50 g Olivenöl
1 TL Tegomuls
2 g Lamecreme
10 g Kakaobutter

WASSERPHASE
100 g destilliertes Wasser
10 g Tensidmischung

WIRKSTOFFPHASE
1 EL Olivenstein-Mandelkern-Granulat
1 g Panthenol
10 Tr. Paraben K
je 5 Tr. Duft Limette, Kokos, Birne

SANDDORN-REINIGUNGSMILCH
sanfte Wohltat jeden Morgen

Sanddorn ... Insel ... Strand ... Fühlen Sie den Urlaub, das Meer, den Sand und die wohltuende Wirkung von Sanddorn auf Ihrer Haut!

FETTPHASE
15 g Hagebuttenkernöl
5 g Sanddornöl
70 g Olivenöl
3 g Lamecreme
1 TL Tegomuls

WASSERPHASE
150 g destilliertes Wasser
10 g Sanfteen

WIRKSTOFFPHASE
12 g kosmetisches Basiswasser
je 5 Tr. Duft Apfel, Marzipan, Blutorange

Gesichtswasser

Zusammen mit dem passenden Wässerchen nach der Reinigung und vor der Pflege bieten Sie Ihrem Gesicht die optimale Rundumpflege. Hier finden Sie einige Rezepte für hochwertige Gesichtswasser.

Für alle Hauttypen

GURKEN-PROPOLIS-GESICHTSWÄSSERCHEN
für ein frisch-fruchtiges Gefühl

Zi Cao macht die Haut widerstandsfähiger und Propolis schützt. Mit feinfruchtigem Duft und einem Hauch von Gurke.

FETTPHASE
entfällt

WASSERPHASE
200 g Gurkenwasser

WIRKSTOFFPHASE
1 g Aloe-Vera-Gel
1 g Propolis
5 Tr. Zi Cao
1 g Zitronensäure
10 g kosmetisches Basiswasser
je 5 Tr. Duft Limette, Vanille, Apfel

GRÜNTEE-ALOE-TONIC
erfrischend für den Sommer

Aloe Vera schenkt dazu Feuchtigkeit, vitaminreicher Grünteeextrakt regeneriert die Haut.

FETTPHASE
entfällt

WASSERPHASE
100 g Orangenblütenwasser

WIRKSTOFFPHASE
1 g Zitronensäure
1 g Grünteeextrakt
1 g Aloe-Vera-Gel
10 g kosmetisches Basiswasser
2 Tr. Minzöl
8 Tr. Duft nach Wunsch

Für unreine, fettige Haut

KRÄUTERWASSER
für einen schönen Teint

Mit den hautschützenden Stoffen Panthenol und Calendula sowie vielen entzündungshemmenden Kräutern.

FETTPHASE
entfällt

WASSERPHASE
10 g Plantessenz
90 g destilliertes Wasser

WIRKSTOFFPHASE
2 g Salbeitinktur
2 g Calendulatinktur
2 g Rosmarintinktur
10 Tr. Panthenol

GESICHTSWASSER
haben die Aufgabe, die Reste der Reinigungssubstanz von der Haut zu entfernen, die Haut und das Wasser (wenn zum Beispiel das Leitungswasser sehr kalkhaltig ist) zu neutralisieren und die Haut durch ein leichtes Öffnen der Poren auf eine anschließende Wirkstoffbehandlung vorzubereiten. Dadurch können Wirkstoffe, die in der Creme enthalten sind, besser in die Haut einziehen.

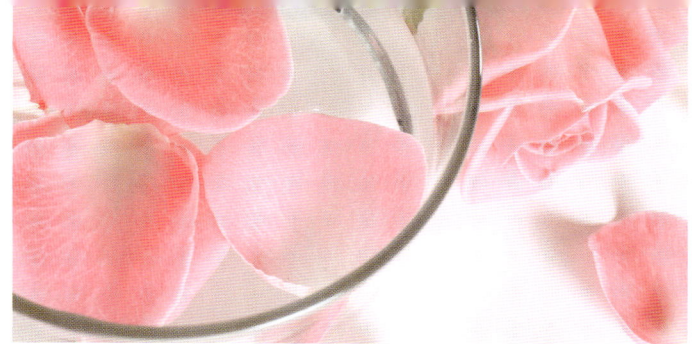

Rosenblütenwasser für hohe Ansprüche.

Für trockene, reife und/oder sensible Haut

TEATIME
frischer Tee für frisches Aussehen

Intensiv pflegendes Gesichtswasser mit heilenden Kräutern. Bisabolol und Panthenol wirken schützend, Zi Cao stärkt die Haut.

FETTPHASE
entfällt

WASSERPHASE
150 g Kräutertee (zum Beispiel aus Melisse, Lavendel, Kamille, Thymian und Minze)

WIRKSTOFFPHASE
1 g Plantessenz
10 Tr. Bisabolol
10 Tr. Panthenol
1 g Zi Cao
5 Tr. Kamillenöl
je 5 Tr. Duft Honig, Sandelholz, Limette
15 g Thymiantinktur aus kosmetischem Basiswasser

ORANGENBLÜTEN-GESICHTSWASSER
mildes Wasser für alle Mimosen

Mit vielen Vitaminen, Schutz schenkt Da Zao, Sorbit macht die Haut schön weich.

FETTPHASE
entfällt

WASSERPHASE
50 g Orangenblütenwasser
50 g destilliertes Wasser
1 g Allantoin

WIRKSTOFFPHASE
10 Tr. ACE-Fluid
1 TL Sorbit
1 g Aloe-Vera-Gel
1 g Da Zao
je 5 Tr. Duft Blutorange, Mousse au Chocolat, Kokos
5 g kosmetisches Basiswasser

ROSENBLÜTEN-GESICHTSWASSER
zart duftendes und intensiv pflegendes Wasser

Mit schützendem Meristemextrakt und vielen Vitaminen.

FETTPHASE
entfällt

WASSERPHASE
50 g destilliertes Wasser
50 g Rosenblütenwasser
1 Msp. Allantoin

WIRKSTOFFPHASE
1 g Aloe-Vera-Gel
1 g ACE-Fluid
10 Tr. Fibrostimulin
1 g Meristemextrakt
je 8 Tr. Duft Rose, Vanille, Erdbeere
10 Tr. Paraben K

Rund um die Augen

Wer sich gerne schminkt weiß, ums Abschminken am Abend kommt man
nicht herum. Aber auch wer auf Augen-Make-up verzichtet, sollte der Augenpflege
etwas Raum und Zeit widmen.

Reinigung

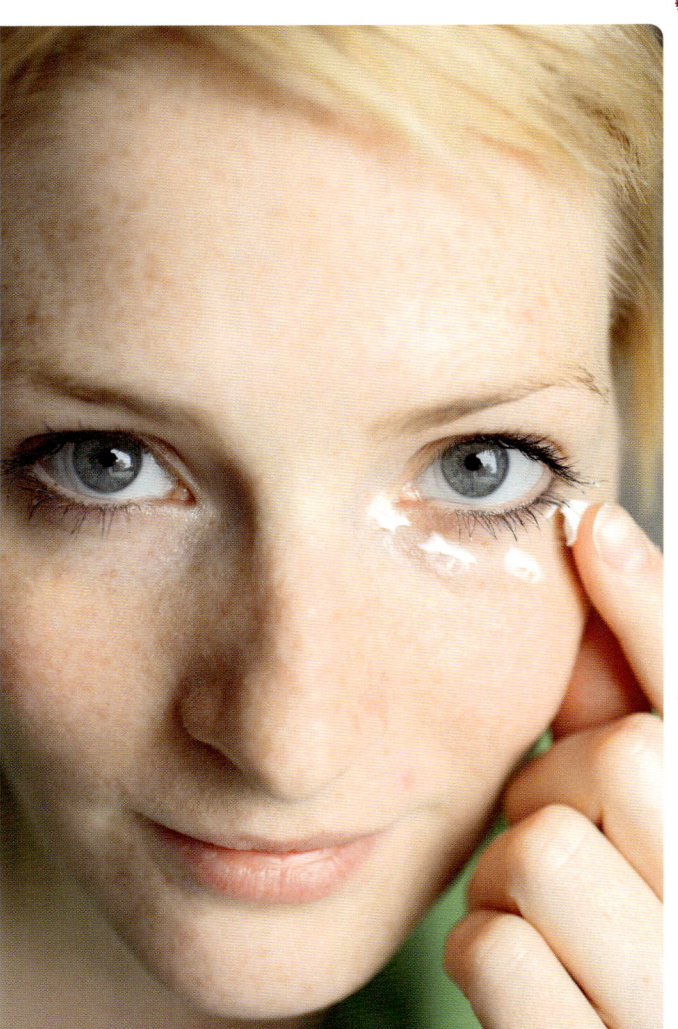

Die Augenpartien brauchen besonders sanfte Rohstoffe.

WISCH UND WEG
sanftes Abschmink-Gel

*Mit Jojobaöl und Sheabutter
für eine sanfte und dennoch
gründliche Augenpflege.*

FETTPHASE
10 g Ceralan
5 g Sheabutter
15 g Jojobaöl

WASSERPHASE
entfällt

WIRKSTOFFPHASE
4 Tr. Bisabolol
4 Tr. Kokosöl
1 g Glycerin

Pflege

ABSCHMINKE
beruhigende und pflegende Abschmink-Creme

Für viel Feuchtigkeit duch Aloe-Vera-Gel, Da Zao schützt die zarte und empfindliche Augenpartie.

FETTPHASE
5 g Sheabutter
5 g Lamecreme
1 TL Ceralan
25 g Jojobaöl

WASSERPHASE
40 g destilliertes Wasser

WIRKSTOFFPHASE
2 Tr. Da Zao
2 Tr. Aloe-Vera-Gel
8 Tr. Paraben K

AUGENPFLEGECREME
für sensible Augenpartien

Leichte Creme mit entzündungshemmender Wirkung durch Augentrost und Bisabolol.

FETTPHASE
½ TL Tegomuls
2 g Ceralan
35 g Jojobaöl

WASSERPHASE
15 g destilliertes Wasser
15 g Tee aus Augentrost

WIRKSTOFFPHASE
5 Tr. D-Panthenol
5 Tr. Bisabolol
5 Tr. Augentrosttinktur aus kosmetischem Basiswasser
3 Tr. Paraben K

DURSTLÖSCHER
besonders für reifere und trockene Haut

Intensive Pflege schenken Aloe Vera, viele Vitamine und glättende Seidenproteine.

FETTPHASE
entfällt

WASSERPHASE
50 g Planessenz
1 Msp. Gelbildner

WIRKSTOFFPHASE
2 g Aloe-Vera-Gel
5 Tr. Seidenproteine
1 g Glycerin
1 g ACE-Fluid
1 g D-Panthenol
2 Tr. Duft Vanille
5 Tr. Paraben K

WARUM AUGENPFLEGE?
Die Haut im Augenbereich ist im Vergleich zur restlichen Gesichtshaut deutlich dünner und enthält weniger Unterhaut, Fettgewebe und Talgdrüsen. Dadurch trocknet die Augenpartie schneller aus und freut sich folglich besonders über eine Extraportion Pflege – auch schon beim Abschminken.

AUGEN-VITAMIN-SMOOTHIE
Frischekick für müde Augen

Geraniumöl wirkt harmonisierend, Meristemextrakt und Glycerin sorgen für ausreichend Feuchtigkeit.

FETTPHASE
25 g Jojobaöl
5 g Geraniumöl
1 TL Ceralan
3 g Tegomuls

WASSERPHASE
50 g destilliertes Wasser

WIRKSTOFFPHASE
1 g Glycerin
10 Tr. Meristemextrakt
1 g ACE-Fluid
4 g kosmetisches Basiswasser

ANTI-FÄLTCHEN-CREME
glättende Augencreme

Mimikfältchen über Nacht wegzaubern? Schön wär's. Aber eine Creme mit glättender Wirkung tut trotzdem gut. Allantoin wirkt stark glättend, Hyaluronsäure schenkt sehr trockener Haut wieder Frische und Feuchtigkeit, Melissenöl wirkt beruhigend.

FETTPHASE
10 g Kakaobutter
40 g Jojobaöl
2 g Lanolin

WASSERPHASE
45 g destilliertes Wasser
1 Msp. Allantoin
1 Msp. Hyaluronsäure

WIRKSTOFFPHASE
9 Tr. Paraben K
je 5 Tr. Duft Melisse und Geranium

KICK
intensives Feuchtigkeitsfluid für Haut und Haar

Der kleine Farbklecks peppt das Fluid optisch auf und hebt sich gut von den vielen anderen Mittelchen im Badschrank ab.

FETTPHASE
entfällt

WASSERPHASE
50 g dest. Wasser
1 Msp. Gelbildner

WIRKSTOFFPHASE
je 1 g Aloe-Vera-Gel, ACE-Fluid, Hyaluronsäure flüssig, Weizenkeimöl, Meristemextrakt, Elasthanpulver
2 g Hagebuttenkernöl
15 Tr. Duft nach Wunsch
20 g kosmetisches Basiswasser
1–2 Tr. Kosmetikfarbe flüssig rot oder orange

MEIN TIPP:
Kickt nicht nur die Augen, sondern auch Gesicht, Hals, Dekolleté und Haare.

Lippenpflege

Die Lippenhaut hat keine Schutzschicht wie die übrige Körperhaut. Somit trocknet sie schneller aus und wird leichter spröde. Die Lippen benötigen daher auch häufigere und besonders sorgfältige Pflege.

Für jeden Tag

GIB-KÜSSCHEN-PFLEGESTIFT
Allrounder für jeden Tag

Pflegendes Bienenwachs und Mandelöl halten die Lippenhaut geschmeidig, Johanniskraut wirkt beruhigend.

FETTPHASE
5 g Sheabutter
5 g Bienenwachs
10 g Mandelöl

WASSERPHASE
entfällt

WIRKSTOFFPHASE
2 Tr. Johanniskrautöl
2 Tr. Honigöl
2 Tr. Lebensmittelaroma

MEIN TIPP:
Hier können Sie auch schön mit Farbe und Aroma experimentieren. Einfach die entsprechenden Aromen und eine Prise passendes Farbpigment (Pulver) dazugeben!

DE LUXE
reichhaltiger Balsam für intensive Pflege

Mit Mangobutter, Bienenwachs und Hyaluronsäure für gepflegte und weiche Lippen.

FETTPHASE
5 g Bienenwachs
5 g Kakaobutter
2 g Mangobutter
2 g Rizinusöl
10 g Hagebuttenkernöl
1 g Lanolin

WASSERPHASE
12 g destilliertes Wasser

WIRKSTOFFPHASE
1 g D-Panthenol
10 Tr. Hyaluronsäure (flüssig oder in wenig Wasser gelöst)
je 2 Tr. Lebensmittelaroma Orange und Vanille
6 Tr. Paraben K

VITAMIN-LIPBALM
luftig leichte Lippenpflege, die es in sich hat

Vitaminreiches Avocadoöl gegen Trockenheit, Lanolin zum Schutz und Seidenprotein für ein seidenweiches Gefühl.

FETTPHASE
10 g Mango-, Shea- oder Kakaobutter
2 g Lanolin
10 g Bienenwachs
2 g Wollwachsalkohole
10 g Avocadoöl

WASSERPHASE
entfällt

WIRKSTOFFPHASE
3 Tr. Johanniskrautöl
3 Tr. Seidenprotein
1 g Pfirsichkernöl
2 Tr. Lebensmittelaroma

DER SPACHTELTEST FÜR LIPPENSTIFTE
Ist die Mischung gelungen? Oder ist sie zu flüssig? Zu fest? Mit dem Spachteltest können Sie das einfach herausfinden: 1 Tropfen der Masse auf einen Plastikspachtel träufeln, kurz warten, bis er fest geworden ist, dann sehen Sie sofort, ob die Konsistenz gelungen ist. Zu hart? Einige Tropfen Öl in die Mischung im Glas geben. Zu weich? Wenige Gramm Wachse beziehungsweise Konsistenzgeber einrühren.

Besonderer Schutz

LUXUSSTIFT ORANGE
Anti-Aging für bedürftige Lippen

Madcadamianuss wirkt gegen Falten, die Buttern und Bienenwachs pflegen, Johanniskraut beruhigt.

FETTPHASE
1 g Bienenwachs
2 g Kakaobutter
1 g Sheabutter
8 g Macadamianussöl

WASSERPHASE
entfällt

WIRKSTOFFPHASE
je 1 Tr. Johanniskraut- und Orangenöl
2 Tr. Lebensmittelaroma Orange

MEIN TIPP:
Je 1 winzige Msp. Perlenpulver und Perlglanzpigment runden das Luxusgefühl ab.

ZIMT-PFLEGESTIFT
für besonders trockene und raue Lippen

Mit dem stark pflegenden Cranberrysamenöl für weiche Lippen.

FETTPHASE
4 g Bienenwachs
8 g Cranberrysamenöl
4 g Kakaobutter

WASSERPHASE
entfällt

WIRKSTOFFPHASE
je 2 Tr. Zimt-, Honig- und Johanniskrautöl
2 Tr. Lebensmittelaroma

HATSCHIII
Erkältungsbalm für die Lippen

Aufgesprungene Lippen durch diesen lästigen Schnupfen? Hier kommt Hilfe. Schützend und pflegend durch Bienenwachs und Lanolin, Melisse wirkt abheilend und beruhigend.

FETTPHASE
je 3 g Distelöl, Avocadoöl, Jojobaöl
5 g Bienenwachs
½ TL Lanolin
2 g Lamecreme

WASSERPHASE
entfällt

WIRKSTOFFPHASE
2 Tr. Melissenöl
2 Tr. Myrrheöl
2 Tr. Lebensmittelaroma

LIPSTICK VANILLE
Kälteschutz für die Lippen

Teesamenöl ist das Kälte-schutzöl, Reiskeimöl wirkt beruhigend, für den guten Geschmack sorgt das Vanil-learoma.

FETTPHASE
10 g Mandelöl
10 g Bienenwachs

WASSERPHASE
entfällt

WIRKSTOFFPHASE
je 2 Tr. Reiskeim-, Teesamen-
und Honigöl
2 Tr. Lebensmittelaroma
Vanille

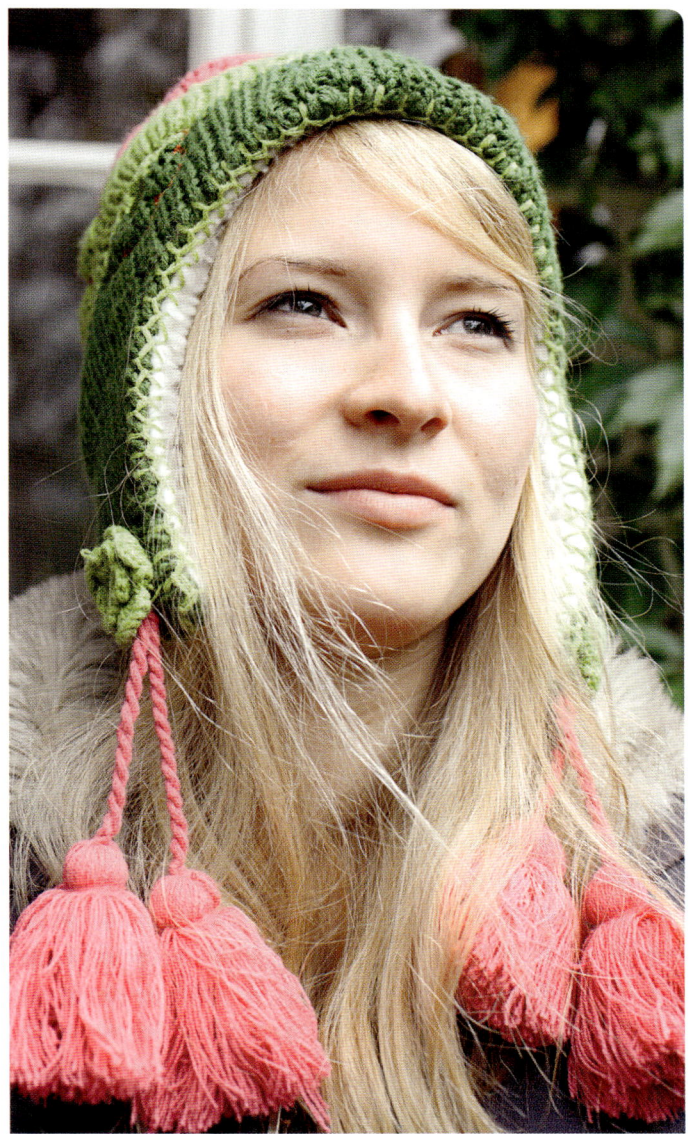

Eine warme Mütze und ein pflegender Lippenfettstift helfen gut über den Winter.

Körperpflege

Mittel für den ganzen Körper sollen besonders pflegen, aber genauso verwöhnen und Sie mit angenehmem Duft umhüllen. Am Ende des Kapitels finden Sie ganz spezielle Körperpflege „für sie" und duftende Deos.

Für alle Hauttypen

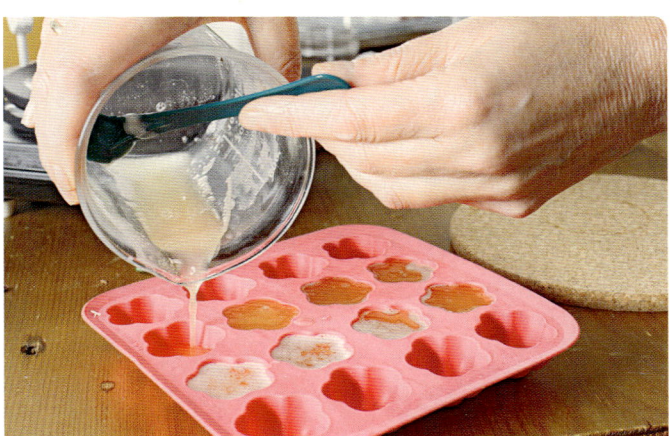

BUTTERTÖRTCHEN
feste Creme als unentbehr-licher Begleiter

Optisch einem Stück Butter ähnlich ist das „Törtchen" – universell einsetzbar von Kopf bis Fuß, ob als schnelle Lippenpflege oder für raue Hände oder Füße.

FETTPHASE
20 g Kakaobutter
50 g Mangobutter
50 g Aprikosenkernöl
30 g Bienenwachs

WASSERPHASE
entfällt

WIRKSTOFFPHASE
1 EL Stärke
8 g kosmetisches Basiswasser
10–15 Tr. Duft nach Wahl

SO WERDEN SCHÖNE TÖRTCHEN DARAUS:
- Fette schmelzen und mit den Ölen mischen
- Stärke mit dem Basiswas-ser und etwas Öl verrühren
- Duft dazugeben und alles vermischen
- in Förmchen gießen und erkalten lassen

MEIN TIPP:
Mit etwas Goldglanzpulver ver-mengt, gibt dieser Fettstick den nötigen Glamour für den großen Abendauftritt. Einfach damit über das Dekolleté streichen!

LILIS DREAM
reichhaltige Bodylotion

Sesam- und Jojobaöl machen die Haut schön weich, Ka-ramell, Vanille und Orange sorgen für den Duft.

FETTPHASE
50 g Sesamöl
20 g Jojobaöl
1 TL Emulsan II
1 g Fluidlecithin Super

WASSERPHASE
140 g destilliertes Wasser

WIRKSTOFFPHASE
2 g Panthenol
1 g Karottenöl
1 g Grapefruitkernöl
1 g ACE-Fluid
je 10 Tr. Duft Karamell,
Vanille, Orange
12 Tr. Paraben K

MANGOCREME
federleichte Bodylotion für jeden Tag

Mit feiner Mangobutter, Weizenkeimöl, vielen Vitaminen, Gurkenewasser für viel Feuchtigkeit und herrlich fruchtigem Duft.

FETTPHASE
50 g Traubenkernöl
30 g Mandelöl
20 g Weizenkeimöl
5 g Tegomuls
2 g Lamecreme
12 g Mangobutter

WASSERPHASE
130 g destilliertes Wasser
30 g Gurkenwasser

WIRKSTOFFPHASE
10 Tr. Da Zao
1 ML ACE-Fluid
10 Tr. Panthenol
8 g kosmetisches Basiswasser
je 6 Tr. Duft Aprikose, Himbeere, Mandarine
je 4 Tr. Duft Rose, Milch

BODYSHOWER
luftig leichtes Bodyspray

Ein vitamin- und nährstoffreiches Spray sorgt für ein angenehm frisches Körpergefühl. Mit Rosenblütenwasser, Aloe Vera und feinem Duft. Vor Gebrauch schütteln!

FETTPHASE
entfällt

WASSERPHASE
80 g Rosenblütenwasser

WIRKSTOFFPHASE
2 g Lipoderminkonzentrat
1 g Aloe-Vera-Gel
1 g ACE-Fluid
10 Tr. Panthenol
1 g Gamma-Linolensäure
1 g Glycerin
8 g kosmetisches Basiswasser

EINE FÜR ALLES
feuchtigkeitsspendende Creme für Gesicht, Körper und Hände

Morgens chronisch zu wenig Zeit? Dann wird sie sicherlich Ihre absolute Lieblingscreme: einfache und schnelle Pflege von Kopf bis Fuß, die besonders schnell einzieht.

FETTPHASE
2 EL Tegomuls
2 EL Kakaobutter
50 g Mangobutter
25 g Jojobaöl
25 g Traubenkernöl
15 g Hagebuttenöl
1 g Fluidlecithin Super

WASSERPHASE
225 g destilliertes Wasser

WIRKSTOFFPHASE
2 g Feuchtigkeitsfaktor
5 Tr. Squalan
13 g kosmetisches Basiswasser
je 10 Tr. Duft Mango, Aprikose, Blutorange, Himbeere

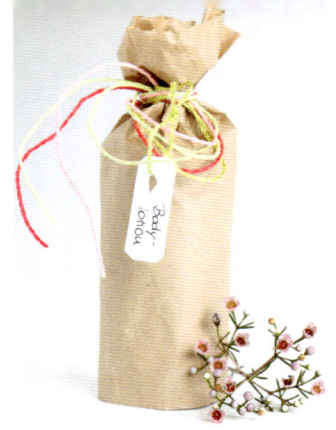

Bei Bodylotions lohnt es sich, gleich größere Portionen herzustellen.

Für unreine, fettige Haut

ENGELFEIN
belebende Körpermilch

Beschützerin für Geist und Körper: So wird sie heute noch genannt, die Angelikawurzel. Manche sagen auch, sie ist ein Engel, der einem immer beisteht.

FETTPHASE
1 TL Emulsan II
5 g Lanolin
2 EL Kakaobutter
15 g Maiskeimöl
20 g Mandelöl
1 g Fluidlecithin Super

WASSERPHASE
50 g Angelikawurzeltee
40 g destilliertes Wasser

WIRKSTOFFPHASE
1 g Feuchtigkeitsfaktor
5 Tr. Angelikawurzelöl
1 ML Glycerin
10 Tr. Zi Zao
9 g kosmetisches Basiswasser
10–12 Tr. Duft nach Wahl

MEIN TIPP:
Diese Milch eignet sich gut, um einen müden Kreislauf zu stabilisieren.

PROPOLIS-BODYLOTION
Lotion für jeden Tag

Wirkt heilend mit der Kraft der Bienen, dazu gibt es feine Sheabutter und einen tollen Duft.

FETTPHASE
30 g Traubenkernöl
30 g Jojobaöl
10 g Lanolin
10 g Sheabutter
5 g Bienenwachs
2 g Cetylalkohol

WASSERPHASE
180 g destilliertes Wasser

WIRKSTOFFPHASE
2 g Propolis
1 g D-Panthenol
18 Tr. Paraben K
je 10 Tr. Duft Honigmilch, Babycotton, Limette

BODYCREME
heilt und dämmt die Talgproduktion ein

Mit pflegendem Geraniumöl, feinen Buttern und Milch.

FETTPHASE
10 g Callophyllumöl
10 g Geraniumöl
20 g Distelöl
10 g Kokosbutter
10 g Babassunussbutter
5 g Emulsan II

WASSERPHASE
45 g Plantessenz
45 g destilliertes Wasser
1 g Milchpulver

WIRKSTOFFPHASE
10 Tr. Bisabolol
1 Msp. Bioschwefel
1 g Lipoderminkonzentrat
9 g kosmetisches Basiswasser
je 10 Tr. Duft Salbei, Sandelholz, Limette

Für trockene, reife und/oder sensible Haut

DICKE PACKUNG
Lieblings-Bodycreme mit vertrautem Duft

Diese Bodybutter ist eine intensive Körperpflege, die nach dem Duschen, Baden oder Sonnenbaden der Haut ganz viel Pflege und Feuchtigkeit gibt. Und sie riecht – genau beschnuppert – ein klein wenig wie … die berühmte Creme aus der blauen Dose!

FETTPHASE
50 g Mangobutter
8 g Bienenwachs
50 g Jojobaöl
6 g Emulsan II
6 g Lamecreme

WASSERPHASE
120 g destilliertes Wasser
1 g Zitronensäure

WIRKSTOFFPHASE
je 8–10 Tr. Duft Flieder, Maiglöckchen, Bergamotte, Orange
je 3 Tr. Duft Lavendel und Rose
12 g kosmetisches Basiswasser

JOJOBA-BODYMILCH
sehr nährende Körpermilch

Mit intensiv pflegenden Ölen, Da Zao und Grünteeextrakt zum Schutz, vielen Vitaminen und einem edlen Rosenbouquet.

FETTPHASE
40 g Jojobaöl
20 g Marulaöl
20 g Nachtkerzenöl
5 g Lanolin
10 g Sheabutter
1 TL Emulsan II

WASSERPHASE
150 g Rosenwasser

WIRKSTOFFPHASE
1 g Da Zao
1 g Grünteeextrakt
5 Tr. Sanddornöl
5 Tr. Karottenöl
10 Tr. Vitamin A
10 Tr. Vitamin E
7 g kosmetischem Basiswasser
je 5 Tr. Duft Rose, Vanille, Wildkirsche

NÜSSCHEN
stillt den Hunger der Haut nach Pflege

Reichhaltiges Körperöl mit 3 hochwirksamen Nussölen und dem Anti-Aging-Öl Sanddorn.

FETTPHASE
30 g Macadamianussöl
10 g Haselnussöl
40 g Mandelöl
5 g Sanddornöl
15 g Jojobaöl

WASSERPHASE
entfällt

WIRKSTOFFPHASE
6 Tr. Antiranz
je 10 Tr. Duft Brombeere, Himbeere, Babycotton

MEIN TIPP:
Das Öl zieht am besten nach dem Bad oder der Dusche auf noch leicht feuchter Haut ein.

SHOWDOWN
pflegendes Gel für Hals,
Dekolleté und Brust

Mit diesem Gel ist die Haut
für große Auftritte optimal
vorbereitet und wird Ihnen
viele schöne Komplimente
einfahren!

FETTPHASE
entfällt

WASSERPHASE
100 g Orangenblütenwasser
1 Msp. Gelbildner

WIRKSTOFFPHASE
2 g Grapefruitkernöl
1 EL Jojobaöl
1 EL Olivenöl
1 g Aloe-Vera-Gel
1 g Zi Cao
1 g Squalan
10–15 Tr. Duft nach Wahl

WELLNESS FÜR ALLE
BETEILIGTEN
Machen Sie aus einem einfachen
Pflegeöl ein Luxusmassageöl. Wie
immer sind der Vielfalt der Düfte
keine Grenzen gesetzt. Interessante Mischungen finden Sie auf
der hinteren Umschlagklappe.

SHEABUTTERTÖPFCHEN
duftig feine Körperbutter

Sheabutter wird in Afrika
traditionell zur Hautpfle-
ge genutzt, aber auch
bei Rheuma, Muskel- und
Gelenkschmerzen eingesetzt.
Außerdem nehmen es die
Menschen dort zur Vermei-
dung und Rückbildung von
Schwangerschaftsstreifen,
zur Babypflege und übrigens
auch zur Tierpflege.

FETTPHASE
50 g Sheabutter
je 2 EL Jojobaöl, Mandelöl,
Traubenkernöl
1 TL Emulsan II
1 EL Bienenwachs

WASSERPHASE
50 g Rosenblütenwasser

WIRKSTOFFPHASE
je 5 Tr. Duft Rose, Veilchen,
Pflaume
5 g kosmetisches Basiswasser

FÜNF-ÖLE-CREME
für angegriffene Haut

Balsam für geplagte Haut
aus vielen wertvollen Ölen.
Ohne Duftstoffe ist diese
Kosmetik besonders reizarm.

FETTPHASE
1 EL Johanniskernsamenöl
1 EL Macadamianussöl
1 EL Reiskeimöl
2 EL Avocadoöl
1 EL Gurkensamenöl
1 EL Ceralan
1 TL Tegomuls
1 g Lysolecithin

WASSERPHASE
110 g destilliertes Wasser
1 g oder 1 Ampulle
Vitamin B_{12}

WIRKSTOFFPHASE
1 g Aloe-Vera-Gel
1 g Panthenol
1 EL Glycerin
15 Tr. Meristemextrakt
11 g kosmetisches Basis-
wasser

Spezielles für die Frau

BAUCHFEIN
Vitamin-Gel fürs Wochenbett

Sheabutter und Algenöl bilden die ideale Grundlage, um der beanspruchten Haut am Bauch beim Rückbilden zu helfen.

FETTPHASE
entfällt

WASSERPHASE
70 g destilliertes Wasser
1 Msp. Gelbildner

WIRKSTOFFPHASE
1 EL Algenöl
1 EL Nachtkerzenöl
1 g D-Panthenol
5 g Sheabutter
(geschmolzen)
1 g Glycerin
10 Tr. ACE-Fluid
10 Tr. Orangenöl
je 5 Tr. Duft Aprikose,
Zedernholz

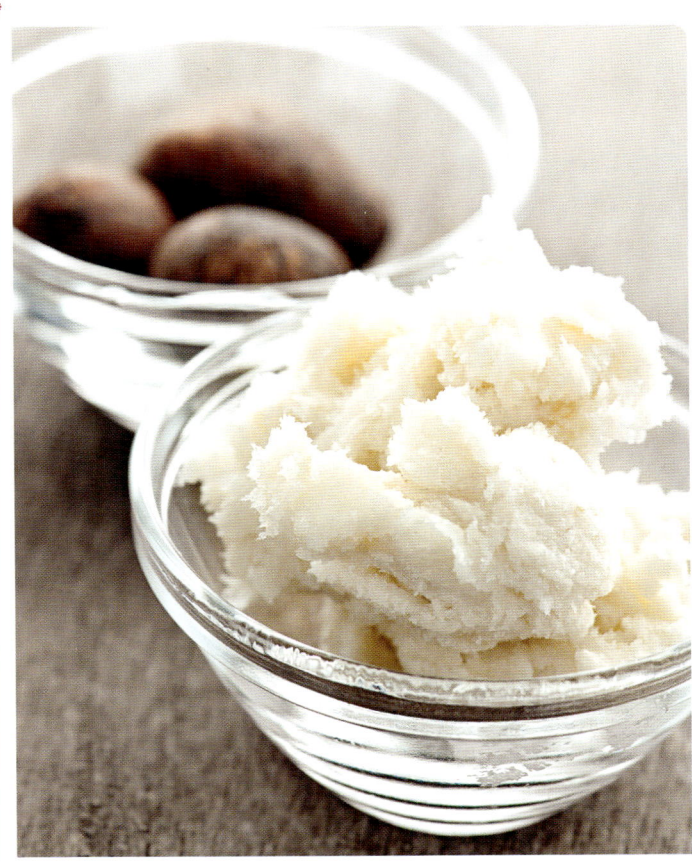

Sheabutter gilt als Allrounder.

FARBE FÜRS SCHÖNE AUSSEHEN
Wenn Sie Ihre Creme ein wenig pastellfarben eintönen wollen, nehmen Sie pro 100 g Emulsion oder Gel 1–2 Tropfen flüssige Kosmetikfarbe mit dazu. Besonders schön wirken rot, orange und gelb.

PAPAYA-PEELING
gegen Cellulite

Dieses Peeling bereitet die Haut gut auf die Pflege vor. Also: erst peelen, dann cremen!

FETTPHASE
20 g Avocadoöl
20 g Jojobaöl
10 g Mandelöl
30 g Kakaobutter
1 TL Emulsan II

WASSERPHASE
100 g Papayatee (aus der frischen Frucht)
1 g Zitronensäure

WIRKSTOFFPHASE
1 g Papayakernöl
1 g Olivenstein-Mandelkern-Granulat
10 Tr. Paraben K

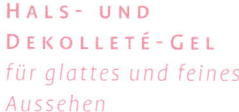

PAPAYA-SHEABUTTER-CREME
gegen Cellulite

Cellulite, auch Orangenhaut genannt, ist eine Form der Dellenbildung der Haut, die hauptsächlich im Bereich der Oberschenkel, Oberarme, Hüften und des Gesäßes auftritt. Sie kommt fast ausschließlich bei Frauen vor, da Männer eine andere Bindegewebsstruktur haben. Wie ungerecht! Doch hier ist Abhilfe in Sicht:

FETTPHASE
20 g Sheabutter
5 g Emulsan II
20 g Algenöl
10 g Papayakernöl

WASSERPHASE
120 g destilliertes Wasser
1 Msp. Allantoin

WIRKSTOFFPHASE
1 g Panthenol
10 Tr. Paraben K
10–15 Tr. Duft nach Wunsch

HALS- UND DEKOLLETÉ-GEL
für glattes und feines Aussehen

Duftender Vitaminkick für hungrige Haut.

FETTPHASE
entfällt

WASSERPHASE
100 g destilliertes Wasser
1 Msp. Gelbildner

WIRKSTOFFPHASE
1 g ACE-Fluid
1 g Panthenol
1 g Glycerin
10 Tr. Pro Vit F
1 g Mandelöl
1 g Macadamianussöl
je 5 Tr. Duft Himbeere, Kokos, Mousse au Chocolat
10 g kosmetisches Basiswasser

Deos

DEOSTICK
für trockene, empfindliche Haut

Mit intensiv pflegenden Ölen, entzündungshemmendem Titanoxid und Odex gegen schlechte Gerüche.

FETTPHASE
25 g Olivenöl
25 g Macadamianussöl
5 g Tegomuls
15 g Shea- oder Kakaobutter
2 g Cetylalkohol
5 g Bienenwachs

WASSERPHASE
entfällt

WIRKSTOFFPHASE
3 g Odex
2 Tr. Salbeiöl
1 ML Titanoxid
3 Tr. Antiranz
10–15 Tr. Duft nach Wahl

DEOPUDER
für alle, die es lieber pudrig mögen

Pudrig leichte Rezeptur für sicheren Schutz. Mit dem geruchshemmenden Wirkstoff Farnesol.

FETTPHASE
entfällt

WASSERPHASE
entfällt

WIRKSTOFFPHASE
1 g Maisstärke
1 g Magnesiumstearat
1 g Milchpulver
1 g Kokosfett
1 g Benzoe Siam
1 g Farnesol
1 Msp. Zinkoxid
je 5 Tr. Duft Mango und Vanille
je 2 Tr. Duft Myrrhe und Salbei

DEOSPRAY
für empfindliche Haut

Ein besonders mildes Deo mit beruhigendem Kamillentee und nährenden Vitaminen. Vor Gebrauch bitte schütteln.

FETTPHASE
entfällt

WASSERPHASE
50 g Kamillentee

WIRKSTOFFPHASE
2 g Farnesol
1 g ACE-Fluid
2 Tr. Salbeiöl
10 Tr. Panthenol
3 g kosmetisches Basiswasser
je 4 Tr. Duft Maiglöckchen, Erdbeere und Mango

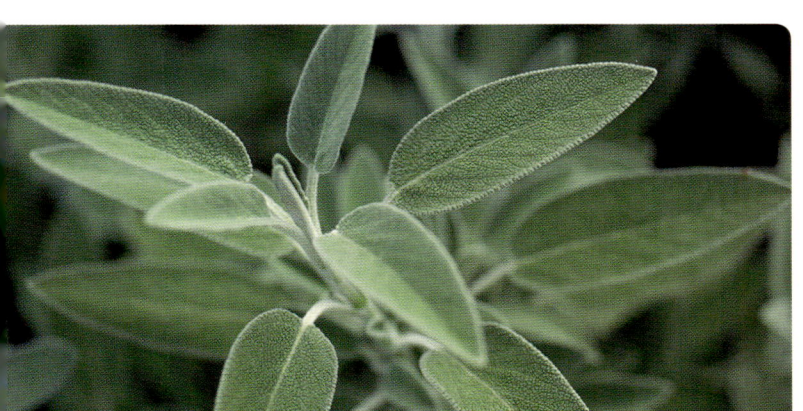

Salbei wirkt schweißhemmend.

Duschen und baden

Duschgele und Bäder haben die Aufgabe, zu reinigen, aber der Wohlfühleffekt ist mindestens genauso wichtig. Folgende Rezepte vereinen immer beides. Viel Spaß beim Ausprobieren.

Für alle Hauttypen

DUSCHCREME
cremige Reinigung mit Blütenblättern

Sieht aus wie Seife, ist aber keine! Mit dieser Duschcreme macht das Duschen erst so richtig Spaß!

FETTPHASE
50 g Kakaobutter
50 g Mangobutter
5 g Bienenwachs
1 g Fluidlecithin Super
3 g Cetylalkohol

WASSERPHASE
entfällt

WIRKSTOFFPHASE
1 EL SLSA
2 TL Blütenblätter
je 5 Tr. Duft Orange, Veilchen, Lavendel
2 Tr. Antiranz

SO GEHT'S:
Masse in kleine Förmchen gießen (gut geeignet sind Silikonformen, die für Gebäck zu kaufen sind) oder größere eckige Formen (zum Beispiel Plastikverpackungen von Lebensmitteln). Gut auskühlen lassen und stürzen.

DUSCHMOUSSE
mit Meersalz

Man kann die Küste schmecken und schon spürt man ein leichtes, wohliges Begehren, denkt an Urlaub, Wasser, Strand …

FETTPHASE
2 g Lamecreme
2 g Cetylakolhol
10 g Kakaobutter
20 g Algenöl

WASSERPHASE
25 g destilliertes Wasser
25 g Betain

WIRKSTOFFPHASE
je 5 Tr. Duft Limette, Orange, Mandarine, Vanille
5 g kosmetisches Basiswasser
2 EL Meersalz

ENTSPANNUNGSBAD
wohltuende Ruhe und Entspannung

Das richtige Bad verschafft Ihnen jederzeit Entspannung. Mit Mohnöl, dem Opium für die Haut.

FETTPHASE
¼ Tasse Mohnöl
¼ Tasse Mandelöl
¼ Tasse Hanföl

WASSERPHASE
entfällt

WIRKSTOFFPHASE
je 10 Tr. Duft Lavendel, Rosenholz, Orange

MEIN TIPP:
Badewasser, das nur mit ätherischen Ölen „aufgepeppt" ist, kann leicht auf der Haut brennen. Dagegen hilft eine Mischung aus je 2 EL Heilkreide und Sahne, die zusätzlich ins Badewasser gegeben werden.

EINFACHES BADEÖL À LA KLEOPATRA
Die ägyptische Königin pflegte täglich in Olivenöl und Eselsmilch zu baden. Machen Sie es ihr nach: Für ein entspannendes Bad können Sie beliebige Öle verwenden. Maximal 1 Tasse Öl mit 1 Tasse Vollmilch und 20 Tr. Duftöl mischen. Fertig ist das Badevergnügen.

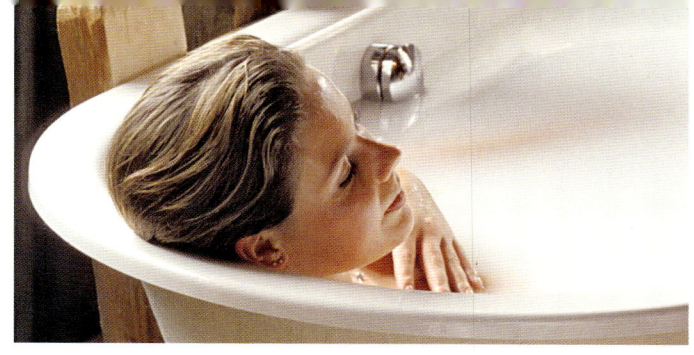

Zu viel um die Ohren?
Ein pflegendes und entspannendes
Milchbad ist schnell gemacht.

SCHNELLES MILCHBAD
Zaubertrunk für den ganzen
Körper

Müde? Kaputt? Da hilft das
schnell zusammengemixte
Milchbad mit Orangenöl.

FETTPHASE
entfällt

WASSERPHASE
entfällt

WIRKSTOFFPHASE
120 g Meersalz
1 l Vollmilch
6 Tr. Kamillenöl
12 Tr. Orangenöl

DUSCHPEELING
Hausputz für den Körper

Alles muss runter: alte
abgestorbene Hautschüpp-
chen, Dreck, Talg ... und
schon fühlt man sich frisch
und sauber! Vor Gebrauch
schütteln.

FETTPHASE
50 g Mandelöl
1 g Lysolecithin flüssig

WASSERPHASE
100 g destilliertes Wasser
40 g Basistensid

WIRKSTOFFPHASE
1 EL Olivenstein-Mandel-
Granulat
10 g kosmetisches Basis-
wasser
1 g Glycerin
je 10 Tr. Duft Marzipan,
Kokos, Vanille
2 Tr. Kosmetikfarbe flüssig
gelb

SHEABUTTER-
KÖRPERPEELING
Reinigung und Pflege
in einem

Mit intensiv pflegender
Sheabutter, feinem
Kokosmilchpulver und dem
natürlichen Peeleffekt von
Mohnsamen.

FETTPHASE
20 g Sheabutter
20 g Mandelöl
1 g Fluidlecithin Super

WASSERPHASE
entfällt

WIRKSTOFFPHASE
1 g Propolis
1 TL Mohnsamen
10 g Kokosmilchpulver
je 5 Tr. Duft Erdbeere, Brombeere, Honig
2 Tr. Antiranz

Für unreine und/oder fettige Haut

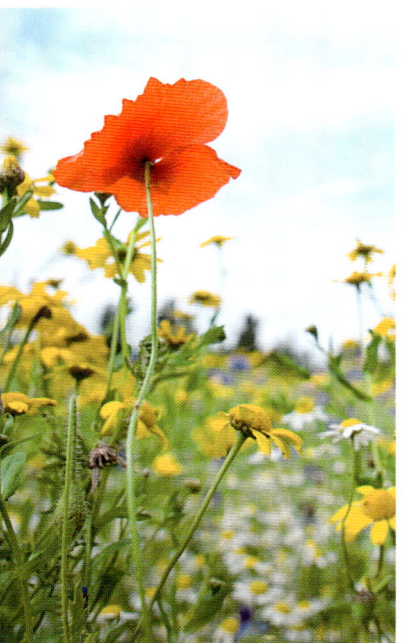

Mit dem Sommerwiesen-Duschgel holen Sie sich eine wohltuende Erfrischung ins Badezimmer.

SOMMERWIESEN-DUSCHGEL
mildes Duschgel

Mit dem feinen Kamillen-duft erinnert dieses Gel an bunte Sommerwiesen aus der Kindheit.

FETTPHASE
entfällt

WASSERPHASE
70 g destilliertes Wasser
10 g Sanfteen
1 Msp. Xanthan
15 g Tensidmischung

WIRKSTOFFPHASE
1 g Zitronensäure
1 g Distelöl
5 Tr. Kamillenöl
15 Tr. Panthenol
5 g kosmetisches Basiswasser

BADE- UND DUSCHÖL
intensiv pflegendes Dusch-vergnügen

Für die reparierende Wirkung sorgt Hagebuttenkernöl, Traubenkernöl wirkt entzün-dungshemmend, die äthe-rischen Düfte unterstützen den Heilungsprozess.

FETTPHASE
40 g Hagebuttenöl
40 g Traubenkernöl
15 g Mulsifan

WASSERPHASE
entfällt

WIRKSTOFFPHASE
je 5 Tr. Duft Bergamotte,
Kampfer und Malve
8 Tr. Antiranz

Für trockene, reifeund/oder sensible Haut

PEELING-GEL
für besonders gereizte Haut

Besonders mildes Peeling für schwierige Haut. Mit mattierendem Distelöl und frei von Duftstoffen.

FETTPHASE
entfällt

WASSERPHASE
30 g destilliertes Wasser
1 g Milchpulver
40 g Basistensid
1 g Lysolecithin
1 Msp. Xanthan

WIRKSTOFFPHASE
6 Tr. Paraben K
1 EL Distelöl
1 EL Peeling-Granulat mild
15 Tr. Duft nach Wahl

BADEÖL
besonders nahrhaft und pflegend

Nahrhaftes Olivenöl und fein abgestimmte Duftöle für eine schöne, entspannte Haut – mag sie auch noch so trocken sein.

FETTPHASE
200 g Olivenöl
1 g Fluidlecithin Super

WASSERPHASE
entfällt

WIRKSTOFFPHASE
je 5 Tr. Duft Malve, Veilchen, Vanille
2–3 Tr. Antiranz

BADEBUTTER-STÜCKCHEN
sprudelnde Pflege für hungrige Haut

Wenn Sie diese Stückchen ins Wasser legen, tänzeln sie einladend auf der Wasseroberfläche. Mit mineralstoffreichem Milchpulver und beruhigendem Karottenöl.

FETTPHASE
50 g Sheabutter
50 g Kakaobutter
10 g Jojobaöl
10 g Mandelöl

WASSERPHASE
entfällt

WIRKSTOFFPHASE
30 g Milchpulver
1 TL Karottenöl
1 EL SLSA
50 g Zitronensäure
20 g Stärke
50 g Hausnatron
je 10 Tr. Duft Vanille, Limette

Sie gehen einfach wie bei der Duschcreme (Seite 64) vor.

Baby- und Kinderhaut

Die Kleinen haben besonders zarte Haut und feines Haar. Sie benötigen daher sehr milde Pflegeprodukte, die nicht belasten. In diesem Abschnitt finden Sie sehr schonende Rezepturen, die auch empfindlichen Großen guttun.

Pflege

BABY- UND KINDER- CREME
für Gesicht und Körper

Mit feinem Mandelöl, Ceralan (ist als Bienenwachsersatz auch für Allergiker geeignet), entzündungshemmendem Calendulaöl und ohne Duftstoffe.

FETTPHASE
35 g Mandelöl
5 g Walratersatz
2 g Ceralan
4 g Emulsan II

WASSERPHASE
50 g destilliertes Wasser

Wirkstoffphase
10 Tr. Meristemextrakt
10 Tr. Paraben K
10 Tr. Calendulaöl

MEIN TIPP:
Beim Eincremen unterhält ein Sprüchlein: „Es war einmal ein Floh, der hüpft herum so froh. Und weil er dich so mag, sagt er dir guten Tag!"

BABY- UND KINDER- CREME 2
intensiver Schutz für Gesicht und Körper

Diese Creme schützt besonders gut. Mit Kakaobutter, Kamille, Lanolin und Panthenol.

FETTPHASE
20 g Kakaobutter
10 g Lanolin
40 g Jojobaöl
5 g Karottenöl
5 g Emulsan II

WASSERPHASE
80 g Kamillentee
1 g Milchpulver

WIRKSTOFFPHASE
1 g Panthenol
1 g Glycerin
4 g Kamillenblütentinktur aus kosmetischem Basiswasser

WONNEPOPO BABYPFLEGE
Wundsalbe

Wenn Babys Popo wund ist, helfen Zinkoxid, Panthenol und Vitamin E der Heilung auf die Sprünge.

FETTPHASE
15 g Nachtkerzenöl
30 g Sonnenblumenöl
5 g Weizenkeimöl
5 g Carnabauwachs
15 g Sheabutter
2 g Cetylalkohol
1 TL Emulsan II

WASSERPHASE
80 g destilliertes Wasser
1 Msp. Urea
5 g Zinkoxid

WIRKSTOFFPHASE
1 g Glycerin
1 g Vitamin E
10 Tr. Panthenol
16 Tr. Paraben K

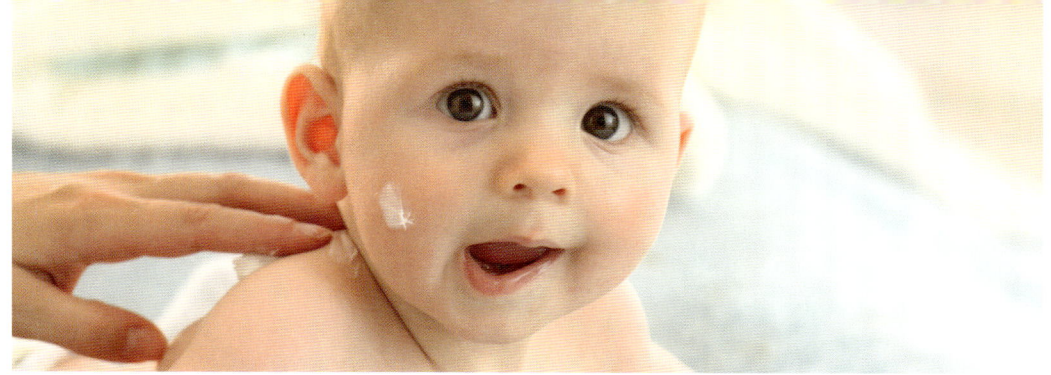

Reinigung

REINIGUNGSEMULSION
für zarte Babypopos

Mit den beruhigenden Ölen von Karotte und Melisse sowie Mandelöl für sensible Haut.

FETTPHASE
50 g Mandelöl
50 g Sonnenblumenöl
2 EL Ceralan
1 EL Tegomuls

WASSERPHASE
150 g destilliertes Wasser

WIRKSTOFFPHASE
12 Tr. Paraben K
je 5 Tr. Karotten- und Melissenöl

LEICHTES BABY-REINIGUNGSÖL
statt feuchter Tücher

Besser als mit feuchten Tüchern, so empfehlen erfahrene Hebammen, ist die Reinigung mit Öl. Viele Babyöle, die auf dem Markt angeboten werden, enthalten jedoch Paraffinöl. Hier die pflanzliche Variante mit Mandelöl und Panthenol.

FETTPHASE
100 g Mandelöl
5 g Bienenwachs
1 g Lysolecithin

WASSERPHASE
entfällt

WIRKSTOFFPHASE
20 Tr. Bisabolol
20 Tr. Panthenol
6 Tr. Antiranz
10 Tr. Duftöl Honig

BABY- UND KINDERSHAMPOO
mit oder ohne Duft

Zickel-zackel-zockel, die Henne liebt den Gockel, der Gockel liebt die Maus, und du bist raus ... ab ins Bad zur Haarwäsche!

FETTPHASE
entfällt

WASSERPHASE
100 g destilliertes Wasser
1 Msp. Gelbildner
10 g Sanfteen
10 g Tensidmischung
1 g Fluidlecithin CM

WIRKSTOFFPHASE
1 g Jojobaöl
10 Tr. Bisabolol
1 ML Glycerin
10 Tr. Panthenol
20 Tr. Paraben K

MEIN TIPP:
Wer auf Duft nicht ganz verzichten möchte, nimmt je 5 Tr. Apfel, Himbeere und Kokos.

Haarpflege

Haare gehören im weiteren Sinne auch zur Haut, sind aber doch recht anders aufgebaut. Daher kommen in diesen Rezepten nun Zutaten ins Spiel, die ganz speziell auf die verschiedenen Haartypen abgestimmt sind.

Shampoos

SHAMPOO-BASISREZEPT

Ergänzen Sie einfach die In-gredienzien so, wie es zu Ihren Haaren passt.

FETTPHASE
entfällt

WASSERPHASE
70 g destilliertes Wasser
15 g Collagentensid
30 g Betain
2 g Rewoderm
1 Msp. Zitronensäure

WIRKSTOFFPHASE
1 g Quat SP
1 ML Glycerin
25 Tr. Lipoconserv COS
7 g kosmetisches Basiswasser
15–20 Tr. Duft nach Wahl

SHAMPOO-BASIS „SCHÄUMCHEN"

Mixtur mit etwas stärkerer Schaumbildung, die je nach Haartyp ergänzt werden kann.

FETTPHASE
entfällt

WASSERPHASE
1 g Haarguar HT
100 g destilliertes Wasser
80 g Tensidmischung
1 Msp. Zitronensäure
12 g Rewoderm

WIRKSTOFFPHASE
10 g kosmetisches
Basiswasser
15–20 Tr. Duft nach Wahl

Mögliche Wirkstoff-Ergänzungen für trockenes Haar:

1 g Panthenol
1 g Nussöl
15 Tr. Seidenproteine
30 Tr. Vit Haar
20 Tr. Pro Vit F
1 g Panthenol
1 g Vitamin E
1 g Nuratin P
1 g Haarguar
1 g Feuchtigkeitsfaktor
1 g Aloe-Vera-Gel

Mögliche Wirkstoff-Ergänzungen für strapaziertes Haar:

1 g Panthenol
1 g Feuchtigkeitsfaktor
20 Tr. Pro Vit F
1 g Aloe-Vera-Gel
1 ML Jojoba- oder Olivenlöl

Wirkstoff-Ergänzungen für feines Haar:

30 Tr. Vit Haar
20 Tr. Pro Vit F
1 g Panthenol
1 g Vitamin E
1 g Haarsoft
1 g Feuchtigkeitsfaktor
1 g Aloe-Vera-Gel

Wirkstoff-Ergänzungen für fettiges Haar:

2 g Plantessenz
1 g Teebaumextrakt
2 EL Kräutertee (wie bei „Teatime", Seite 49)

Wirkstoff-Ergänzungen für schuppiges Haar:

2 g Kamillenblütenextrakt
1 g Pirocton-Olamin
1 g Nussöl

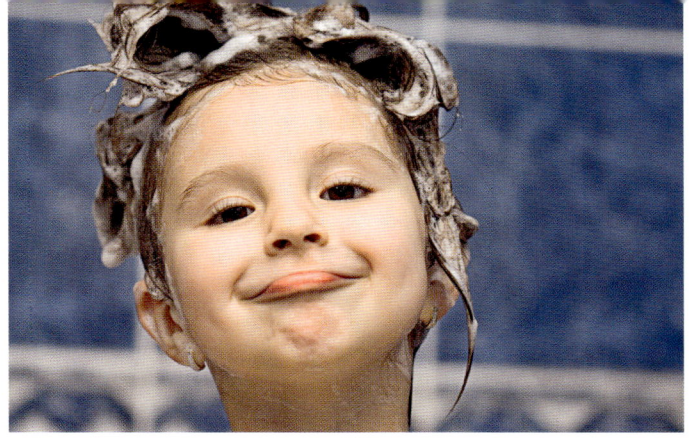

Haarewaschen muss sein – für Klein und Groß.

KARAMELL- SHAMPOO
für normales und feines Haar

Leichte Rezeptur, die feines Haar nicht belastet. Mit mild abgestimmtem Karamellduft.

FETTPHASE
entfällt

WASSERPHASE
1 g Haarguar
100 g destilliertes Wasser
80 g Tensidmischung
1 g Zitronensäure
5 g Rewoderm

WIRKSTOFFPHASE
1 g Panthenol
1 g Plantessenz
1 g Vit Haar HT
10 Tr. Nuratin P
2 g Kieselsäure
10 g kosmetisches Basiswasser
je 5 Tr. Duft, Karamell, Mousse au Chocolat, Brombeere

APRIKOSEN-SHAMPOO
für jedes Haar

Zart duftendes Shampoo mit Aloe Vera und Orangenblütenwasser.

FETTPHASE
entfällt

WASSERPHASE
1 g Haarguar
80 g Basistensid
80 g Orangenblütenwasser
1 Msp. Gelbildner

WIRKSTOFFPHASE
2 TL Mandelöl
2 TL Sole
2 TL Aloe-Vera-Gel
1 TL Squalan
10 Tr. Duft Aprikose
5 Tr. Duft Mango und Milch

MANGO-MILCH-SHAMPOO
für jeden Tag

Mangoduft und die pflegende Eigenschaft von Milch – die perfekte Kombi für schöne Haare.

FETTPHASE
entfällt

WASSERPHASE
100 g destilliertes Wasser
2 g Haarsoft
20 g Glycintensid
2 EL Milchpulver
1 Msp. Gelbildner

WIRKSTOFFPHASE
1 EL Mandelöl
3 g Glycerin
3 g Panthenol
10 g Weingeist
15 Tr. Duft Mango
je 5 Tr. Duft Papaya und Limette

ANTI-SCHUPPEN-SHAMPOO
mit Alleskönner Teebaumöl

Teebaumöl wirkt entzündungshemmend, wundheilend und stark pilzabtötend. Doch Vorsicht: Es kann auch sehr leicht Irritationen auslösen. Als Shampoo ist es aber wunderbar geeignet, um fettige und schuppige Haarprobleme zu lösen.

FETTPHASE
entfällt

WASSERPHASE
100 g Kräutertee (wie bei „Teatime", Seite 49) oder Plantessenz
4 g Urea
1 Msp. Gelbildner
1 g Pirocton Olamin
50 g Collagentensid P
30 g Betain
2 g Haarsoft

WIRKSTOFFPHASE
2 g Meristemextrakt
10 Tr. Panthenol
1 g Jojobaöl
10 Tr. Vit Haar
10 Tr. Teebaumöl
20 Tr. Duft nach Wahl
5 g Kräutertinktur aus kosmetischem Basiswasser

ROSE-VANILLE-SHAMPOO
mit feminin-feiner Duftnote

Geranienöl wirkt ausgleichend, Kamillenöl beruhigend. Mit Rosenblütenwasser.

FETTPHASE
entfällt

WASSERPHASE
10 g Rosenblütenwasser
50 g destilliertes Wasser
1 Msp. Gelbildner
20 g Betain

WIRKSTOFFPHASE
5 Tr. Teebaumöl
1 g Kamillenöl
1 g Geranienöl
1 g Glycerin
5 g kosmetisches Basiswasser
je 5 Tr. Duft Rose, Wildkirsche
10 Tr. Duft Vanille

SHAMPOO MIT MEERSALZ
für irritierte Kopfhaut

Beruhigendes Shampoo – auch für Neurodermitiker geeignet, da ohne Duftstoffe.

FETTPHASE
entfällt

Wasserphase
55 g destilliertes Wasser
45 g Betain
1 Msp. Guarkernmehl

WIRKSTOFFPHASE
1 g Sanddornöl
1 g Avocadoöl
1 g Glycerin
5 g kosmetisches Basiswasser
2 EL grobes Meersalz

WENN SICH DIE PHASEN TRENNEN
Manche Shampoos (und auch Duschcremes und ähnliche Kosmetika) neigen durch eingearbeitete Tenside besonders dazu, sich wieder in die Öl- und den Wasseranteile aufzutrennen – trotz der eingearbeiteten Emulgatoren. Einmal schütteln, dann finden sie wieder zusammen.

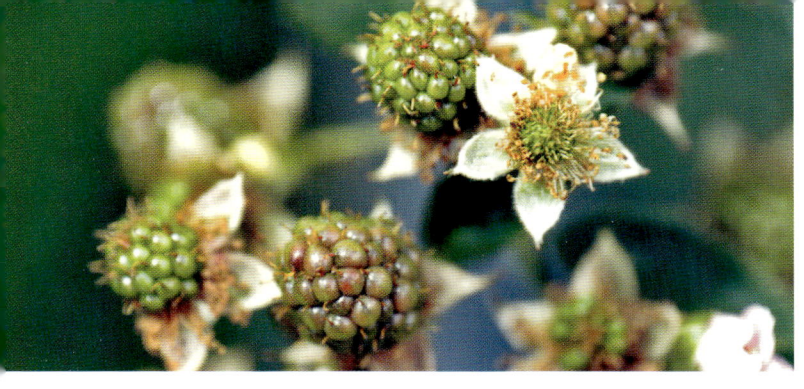

Beerenduft ins Shampoo ... das verwöhnt.

Spülungen und Kuren

BLACKBERRY-HAARSPÜLUNG
für alle Haartypen

Feine Spülung für gesundes und gepflegtes Haar: mit Honig, beruhigendem Bisabolol und zart fruchtigem Duft.

FETTPHASE
2 g Kakaobutter
2 g Lanolin
1 g Lysolecithin

WASSERPHASE
150 g destilliertes Wasser
2 Tr. Honig

WIRKSTOFFPHASE
1 g Panthenol
1 g Feuchtigkeitsfaktor
5 Tr. Bisabolol
je 15 Tr. Duft Brombeere und Kokos
je 3 Tr. Duft Himbeere, Erdbeere, Lavendel

HAARSPÜLUNG „MILK AND BERRY"
für angegriffenes Haar

Hochwirksame Öle, Milch und Aloe Vera machen die Haare wieder schön.

FETTPHASE
1 g Cetylalkohol
1 g Lanolin
2 g Avocadoöl
2 g Jojobaöl
2 g Olivenöl
1 g Lysolecithin

WASSERPHASE
100 g destilliertes Wasser
1 Msp. Xanthan
1 g Milchpulver
1 g Haarguar

WIRKSTOFFPHASE
1 g Aloe-Vera-Gel
10 Tr. Paraben K
je 5 Tr. Duft Veilchen, Himbeere, Erdbeere und Vanille

HAARKUR ZUM AUSWASCHEN
Zitrusfrische für feines Haar

Mit pflegendem Olivenöl und viel Feuchtigkeit für die Haare. 10–15 Min. einwirken lassen, dann gut ausspülen.

FETTPHASE
entfällt

WASSERPHASE
50 g destilliertes Wasser
1 Msp. Gelbildner

WIRKSTOFFPHASE
1 g Lysolecithin flüssig
1 g Olivenöl
1 ML Feuchtigkeitsfaktor
je 5 Tr. Duft Zitrone, Bergamotte und Maiglöckchen
5 g kosmetisches Basiswasser

VITAMIN-HAARKUR LEAVE IN
Kick für müde Haare

Vitaminreiche Pflege mit Kollagen und Kirschkernöl bringt die Haare wieder auf Trab. Nicht ausspülen!

FETTPHASE
entfällt

WASSERPHASE
100 g destilliertes Wasser
1 Msp. Gelbildner

WIRKSTOFFPHASE
10 Tr. Olivenöl
10 Tr. ACE-Fluid
2 Tr. Kollagen
5 Tr. Kirschkernöl
2 Tr. Pro Vit F
je 2–3 Tr. Duft Orange, Lavendel und Pflaume

MILCH-KAMILLEN-HAARSPÜLUNG
schonende Spülung für Zauselhaar

Mangobutter gibt dem Haar Geschmeidigkeit zurück, Milch und Kamille sorgen für die Rundumpflege.

FETTPHASE
5 g Mangobutter
2 g Wollwachsalkohole
1 g Lysolecithin

WASSERPHASE
150 g destilliertes Wasser
1 Msp. Gelbildner
10 g Milchpulver

WIRKSTOFFPHASE
5 Tr. Kamillenöl
8 g kosmetischem Basiswasser
je 5 Tr. Duft Himbeere, Orange, Zedernholz

VANILLE-HAARSPÜLUNG
für angegriffenes Haar

Mit Honig, echter Vanille und beruhigendem Melissenöl.

FETTPHASE
2 g Cetylalkohol
2 g Lanolin
1 g Olivenöl
2 g Sheabutter

WASSERPHASE
50 g destilliertes Wasser

WIRKSTOFFPHASE
1 TL Honig
1 Vanilleschote ausgekratzt
1 g Benzoe Siam
je 10 Tr. Duft Honigmilch und Vanille
2 Tr. Duft Lavendel
2 Tr. Melissenöl

ANTI-ZAUSELHAAR-CREME
macht das Haar weich und seidig

Eine Creme fürs Haar – wie eine Spülung, die nicht ausgewaschen wird. Mit pflegenden Ölen und feuchtigkeitsbindendem Glycerin. Und den Duft bestimmen Sie ganz allein.

FETTPHASE
2 g Emulsan II
2 g Jojoba- oder Kokosöl
2 g Macadamianussöl
2 g Lanolin
1 g Cetylalkohol

WASSERPHASE
40 g destilliertes Wasser
1 ML Milchpulver

WIRKSTOFFPHASE
2 g Panthenol
6 g Glycerin
2 g kosmetisches Basiswasser
10–12 Tr. Duft nach Wahl

TAUTROPFEN
Feuchtigkeitsspray für trockenes Haar

Soforthilfe für sprödes Haar: „Tautropfen" macht die Haare wieder weich.

FETTPHASE
entfällt

WASSERPHASE
75 g destilliertes Wasser
25 g Orangenblütenwasser
1 g Zitronensäure

WIRKSTOFFPHASE
1 g Olivenöl
1 g Jojobaöl
10 Tr. Panthenol
1 g Weizenprotein
1 g Aloe-Vera-Gel
10 Tr. Bisabolol
1 g Feuchtigkeitsfaktor
1 g Grünteeextrakt
1 g Glycerin
10 Tr. ACE-Fluid
10 g kosmetisches Basiswasser

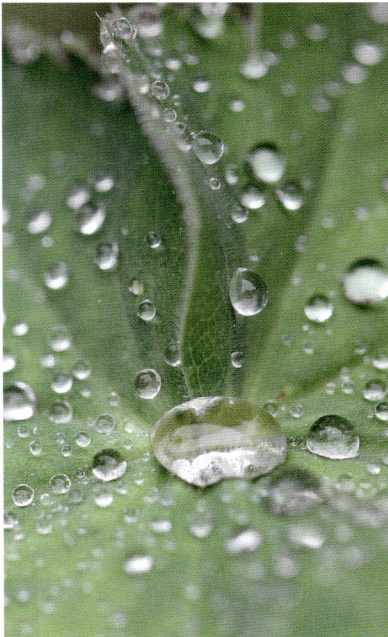

Wie Tau über eine Wiese legt sich das Tautropfenspray über sprödes Haar.

Styling

LOCKENSPRAY
für welliges Haar

*Gibt Locken und Wellen
Feuchtigkeit und Pflege. Mit
feinem Orangenblütenwasser
für duftige Frische.*

FETTPHASE
entfällt

WASSERPHASE
100 g destilliertes Wasser
30 g Orangenblütenwasser

WIRKSTOFFPHASE
1 g Glycerin
1 g Feuchtigkeitsfaktor
1 Msp. Sorbit
10 Tr. Squalan
10 Tr. Paraben K
10 Tr. Duft Blutorange
je 2 Tr. Duft Birne, Vanille
und Sandelholz

HAARWACHS
stylen und pflegen in einem

*Das Squalan in dem Wachs
hat eine glättende Wirkung,
Duft setzen Sie zu oder
nicht.*

FETTPHASE
5 g Lamecreme
5 g Ceralan
5 g Kakaobutter

WASSERPHASE
30 g destilliertes Wasser

WIRKSTOFFPHASE
3 g Squalan
5 Tr. Duft nach Wahl
1,5 g kosmetisches Basis-
wasser

HAARFESTIGER
*leichte Rezeptur mit
feinem Duft*

*Ein leichter Festiger, den
Sie am besten in einen
Zerstäuber füllen und als
Spray benutzen.*

FETTPHASE
entfällt

WASSERPHASE
100 g destilliertes Wasser
1 Msp. Gelbildner

WIRKSTOFFPHASE
3 g Apfelessig oder Bier
(Geruch verfliegt schnell)
1 g Zucker
je 5 Tr. Duft Rose, Apfel,
Flieder und Vanille
5 g kosmetisches Basiswasser

Für Hände und Nägel

*An den Händen erkennt man das wahre Alter eines Menschen,
so sagt es zumindest der Volksmund. Umso mehr sollten wir ihnen daher
eine liebvolle und konsequente Pflege zukommen lassen.*

Allrounder

FEINES HÄNDCHEN
*Intensivpflege für spröde
Hände*

*Mit der pflegenden Wirkung
von feinen Buttern und
Mandelöl, beruhigend durch
Calendula und Kamille.*

FETTPHASE
10 g Sheabutter
10 g Kakaobutter
2 g Cetylalkohol
20 g Mandelöl
10 g Emulsan II
5 g Bienenwachs

WASSERPHASE
55 g Ringelblumenblütentee

WIRKSTOFFPHASE
1 g Glycerin
1 g Honigöl
je 5 Tr. Duft Lavendel, Honigmilch, Zitrone und Calendula
3 Tr. Kamillenöl
3 g kosmetisches Basiswasser

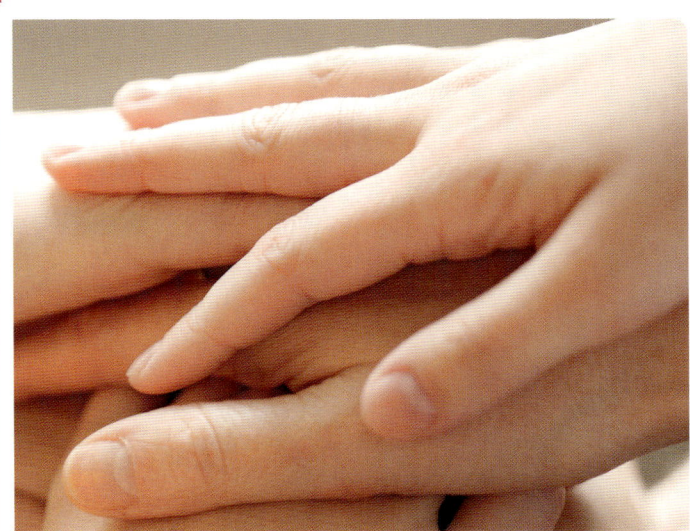

PFLANZLICHE VASELINE
*Fettcreme für besonders
raue, trockene Hände*

*Wertvolle Öle nähren,
Lanolin und Bienenwachs
schützen und die fein-fruch-
tige Duftnote tut einfach
gut.*

FETTPHASE
50 g Olivenöl
20 g Sheabutter
20 g Bienenwachs
5 g Lanolin
5 g Tegomuls

WASSERPHASE
entfällt

WIRKSTOFFPHASE
je 10 Tr. Duft Limette und
Erdbeere

Durchs Jahr geschützt

PFLEGECREME
für reife Hände

Arganöl bedient die reife Haut besonders gut, Lanolin und Sheabutter sorgen für Schutz und Pflege, Vitamine nähren und Aloe Vera spendet Feuchtigkeit.

FETTPHASE
20 g Arganöl
12 g Sheabutter
6 g Lanolin
2 g Cetylalkohol
4 g Lamecreme

WASSERPHASE
50 g Apfelschalentee

WIRKSTOFFPHASE
10 Tr. Panthenol
1 g Aloe-Vera-Gel
1 g Geraniumöl
1 g Pro Vit F
je 5 Tr. Duft Apfel, Aprikose, Mango

FRÜHLINGSERWACHEN-HANDCREME
Handcreme für jede Jahreszeit

Mit pflegender Sheabutter, schützendem Bienenwachs und feinstem Mandelöl. Unten steht, wie Sie die Creme an die Saison anpassen.

FETTPHASE
2 g Cetylalkohol
5 g Emulsan II
4 g Sheabutter
5 g Bienenwachs
65 g Mandelöl

WASSERPHASE
120 g destilliertes Wasser

WIRKSTOFFPHASE
6 g kosmetisches Basiswasser
1 ML Glycerin
8 Tr. Duft Erdbeere
je 5 Tr. Duft Vanille und Honigmilch
2 Tr. Duft Veilchen

MEIN TIPP:
Wenn Sie diese Handcreme den Jahreszeiten entsprechend verändern wollen, berücksichtigen Sie folgendes:

Sommertraum:
· statt 120 g verwenden Sie 150 g destilliertes Wasser
· statt 6 g nehmen Sie 8 g kosmetisches Basiswasser
· als Duft wählen Sie 10 Tr. Mango, je 5 Tr. Kokos und Limette

Herbstgeflüster:
· mischen Sie zusätzlich 1 g Panthenol in die Wirkstoffphase
· alle ätherischen Öle ersetzen Sie durch je 5 Tr. Brombeer und Birne sowie 8 Tr. Mousse au Chocolat

Wintermärchen:
· Sie nehmen nur 90 g destilliertes Wasser und
· nur 5 g kosmetisches Basiswasser
· zusätzlich kommen noch 1 g Vitamin E und 5 Tr. Teesamenöl dazu
· als Duft nehmen Sie je 10 Tr. Zimt und Orange oder 10 Tr. Winterduftölmischung und 5 Tr. Blutorangenöl

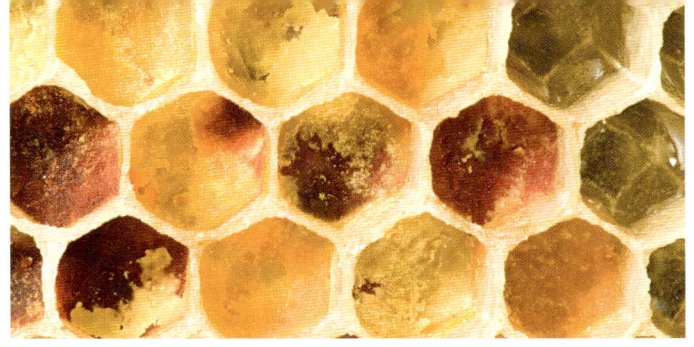

Bienenwachs legt sich angenehm auf die Hände und fettet nicht.

Für Hand und Fingernagel

BLÜTENRAUSCH-HANDCREME
Blütenbouquet in einer Cremedose

Mit pflegendem Olivenöl, Sheabutter sowie Rosenwasser und einem angenehm blumigen Duft.

FETTPHASE
2 g Cetylalkohol
14 g Emulsan II
4 g Sheabutter
5 g Bienenwachs
65 g Olivenöl

WASSERPHASE
125 g destilliertes Wasser
25 g Rosenwasser

WIRKSTOFFPHASE
20 Tr. Duft Veilchen
je 5 Tr. Duft Wildkirsche und Rosenholz
15 g kosmetisches Basiswasser

NAGELCREME
auch für die Fußnagelpflege geeignet

Zart duftende Nagelpflege mit Vitamin E und Panthenol.

FETTPHASE
10 g Kakaobutter
10 g Bienenwachs
1 g Fluidlecithin Super
10 g Mandelöl

WASSERPHASE
30 g destilliertes Wasser

WIRKSTOFFPHASE
1 g Vitamin E
1 g Panthenol
3 g kosmetisches Basiswasser
je 2 Tr. Duft Kamille, Orange

VITAMINPFLEGE
Soforthilfe für Hände und Nagelhaut

Feine Buttern machen die Hände besonders geschmeidig. Mit vielen Vitaminen und zitroniger Duftnote.

FETTPHASE
5 g Sheabutter
5 g Mangobutter
5 g Bienenwachs
1 g Lanolin
5 g Sojaöl
10 g Avocadoöl
10 g Weizenkeimöl

WASSERPHASE
40 g Zitronenschalentee

WIRKSTOFFPHASE
8 Tr. Paraben K
10 Tr. ACE-Fluid
5 Tr. Vitamin B_2
2 Tr. Pro Vit F
je 5 Tr. Duft Limette, Lavendel, Kamille

Für die Füße

Die Füße tragen uns tagein, tagaus. Es ist also kein Luxus, sondern eine wichtige,
aber auch wohltuende Notwendigkeit, ihnen regelmäßig eine intensive Pflege
zukommen zu lassen.

Peeling

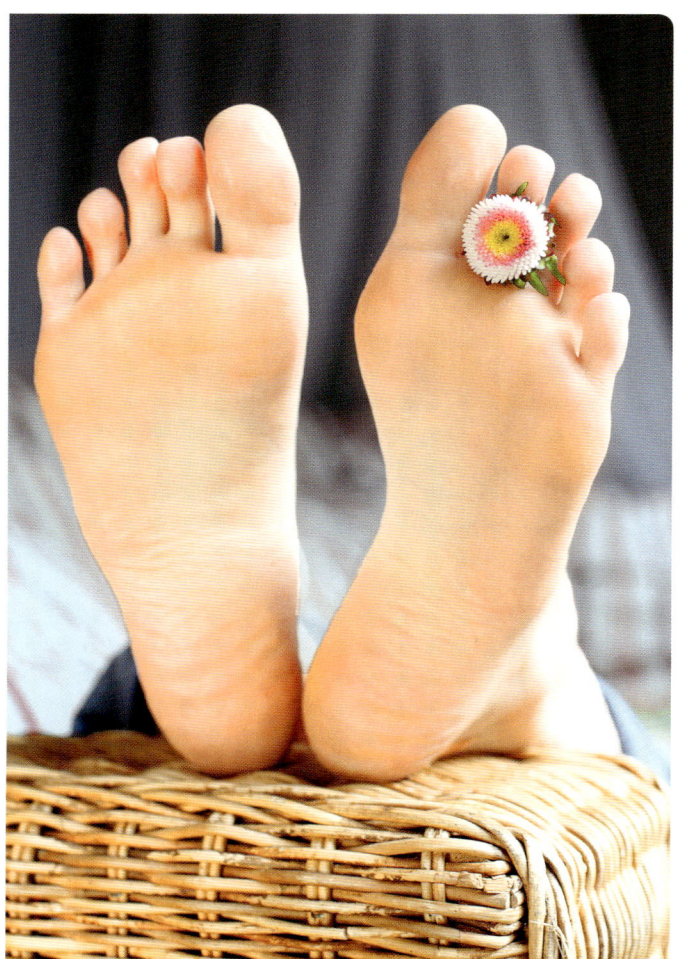

Gepflegte Füße sind wichtig fürs Wohlbefinden.

SALZ-PEELING
Wohltat mit Peeleffekt

*Olivenöl für die Pflege,
Minze kühlt schön und
Melisse beruhigt die Haut.*

FETTPHASE
4 EL Olivenöl

WASSERPHASE
entfällt

WIRKSTOFFPHASE
250 g Meersalz
1 EL Zitronenschale
4 EL gehackte Pfefferminz-
blätter
5 Tr. Krauseminzöl
3 Tr. Melissenöle

MEIN TIPP:
Alles vermischen. Füße mit der
Paste abrubbeln, dann mit lauwar-
mem Wasser gut abspülen.

Puder, Creme und Spray

FLOTTES FÜSSCHEN
Erholung pur

Vitaminreiches Trauben-
kernöl und Lanolin pflegen
intensiv, Urea und kühlende
Öle sorgen für frische Füße.

FETTPHASE
10 g Traubenkernöl
5 g Lanolin
10 g Bienenwachs
5 g Emulsan II

WASSERPHASE
60 g destilliertes Wasser
6 g Urea

WIRKSTOFFPHASE
10 Tr. Panthenol
1 g Squalan
1 g Glycerin
je 2 Tr. Rosmarin-, Pfeffer-
minz- und Sandelholzöl
3 Tr. Salbeiöl
6 g Salbeitinktur aus kosmetischem Basiswasser

FUSSPUDER MIT TEEBAUMÖL
gegen Fußschweiß

Salbei ist das Mittel gegen
Schwitzen, dazu noch Tee-
baumöl zur Desinfektion.

FETTPHASE
entfällt

WASSERPHASE
entfällt

WIRKSTOFFPHASE
1 EL Kaolin
1 EL Maisstärke
1 EL Kieselsäure
1 g Veilchenwurzelpulver
je 5 Tr. Teebaum- und
Salbeiöl
2 Tr. Limettenöl

FUSS- UND BEINCREME
Stärkung und Wärme für kalte Füße

Hanföl ist besonders wohl-
tuend bei rauer Haut, dazu
fördern wärmende Öle die
Durchblutung der Füße.

FETTPHASE
1 TL Bienenwachs
1 TL Kakaobutter
30 g Hanföl
10 g Tegomuls

WASSERPHASE
50 g destilliertes Wasser

WIRKSTOFFPHASE
5 g Glycerin
je 10 Tr. Chili-, Calendula-
und Rosenöl
5 g kosmetisches Basiswasser

BITTERSALZ-FUSSBAD
Wunde Füße? Zu lange in High Heels unterwegs gewesen? Bittersalz,
eigentlich eher als stark magnesiumhaltiges Abführmittel bekannt,
kann eine Wohltat für die Füße sein. Ein Bittersalz-Fußbad wirkt
entspannend und glättend und beruhigt kleinere Entzündungen wie
Blasen oder Schürfungen.
5 EL Bittersalz in 2 l warmem Wasser auflösen, Füße in der Mischung
10 Minuten baden. Gut abtrocknen und mit einer Pflege einreiben.

Cool Feet
kühlende Fußcreme nach einem anstrengenden Tag

Mit pflegendem Nachtkerzenöl und feiner Sheabutter.

FETTPHASE
5 g Emulsan II
15 g Nachtkerzenöl
8 g Sheabutter
2 g Cetylalkohol

WASSERPHASE
30 g destilliertes Wasser

WIRKSTOFFPHASE
10 Tr. Panthenol
3 g kosmetisches Basiswasser
10 Tr. Pfefferminzöl

Fuss-Deo
gut für unterwegs

Farnesol nimmt den schlechten Geruch und wirkt desodorierend, Kräuteraromen sorgen für noch mehr Frische an den Füßen.

FETTPHASE
entfällt

WASSERPHASE
5 g Farnesol
50 g Hamameliswasser
30 g Melissenblättertee

WIRKSTOFFPHASE
je 10 Tr. Kampfer-, Rosmarin- und Salbeiöl
8 g kosmetisches Basiswasser

MEIN TIPP:
Am besten ist die Anwendung in einer Sprühflasche!

Schrundensalbe mit Kamille
macht raue Füße weich

Das Lanolin tut gut und schützt, Kamille beruhigt und durch das Avocadoöl zieht die Salbe schnell ein.

FETTPHASE
5 g Grünes Avocadoöl
5 g Olivenöl
5 g Lanolin
5 g Emulsan II

WASSERPHASE
20 g destilliertes Wasser
20 g Kamillentee
8 g Urea

WIRKSTOFFPHASE
1 g Aloe-Vera-Gel
15 Tr. Panthenol
2 Tr. Kamillenöl
4 g kosmetisches Basiswasser

Zahnpflege

Zähne brauchen besonders gute Pflege, sonst wird's schmerzhaft, teuer und unangenehm. Hier finden Sie Rezepte, bei denen Sie endlich selbst den Geschmack und andere Inhaltsstoffe bestimmen können.

Mit Kräutern

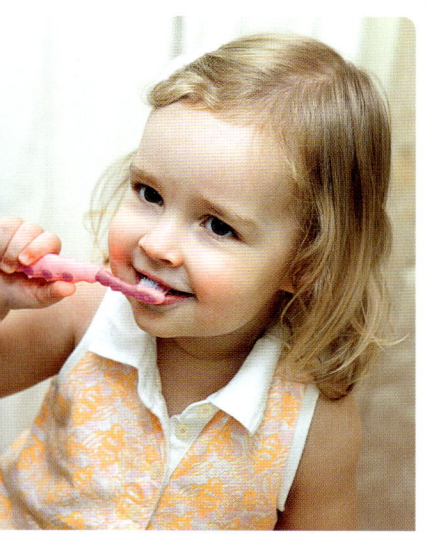

Die selbst hergestellte Zahncreme schmeckt, wie Sie es wollen.

KRÄUTERZAHNCREME
schmeckt schön frisch

Mit entzündungshemmendem Salbei und frischer Minze.

FETTPHASE
entfällt

WASSERPHASE
30 g Salbeitee
1 Msp. Xanthan
1–2 EL Schlämmkreide

WIRKSTOFFPHASE
1 g Sorbit
1 g Fluidlecithin CM
1 g Kieselsäure
1 g Glycerin
3 g Melissengeist
je 1 Tr. Lebensmittelaroma
Minze, Zitrone und Vanille

TEEBAUM-ZAHNGEL
für empfindliche Zähne und sensibles Zahnfleisch

Mit Teebaum, Kamille, Zitrone und ein bisschen Süße.

FETTPHASE
entfällt

WASSERPHASE
50 g Wasser
1 g Xanthan
3 g Kieselsäure
1 Süßstofftablette

WIRKSTOFFPHASE
1 g Betain
je 3 Tr. Teebaumöl, Kamillenöl, Zitronenöl
3 g Xylit
5 g Antikaries FLP1
6 Tr. Paraben K

MEIN TIPP:
Gehören Sie zu den Menschen, die weder den Geschmack von Kräutern noch den von Minze und Menthol mögen? Mit Lebensmittelaromen können Sie auch Zahnpflegemittel ergänzen. Probieren Sie doch mal solch interessante Kombinationen wie Cola/Zitrone oder Kaffee/Honig.

KRÄUTERTEE ALS WASSERPHASE
Für Zahnpflegeprodukte bietet sich als Wasserphase Kräutertee an, mit dem Sie das destillierte Wasser in den Rezepten ersetzen können. Einfach auf Vorrat herstellen:
Aus getrockneten Kräutern (zu gleichen Teilen jeweils Salbei, Kamille, Arnika, Calendula, Minze, Sonnenhut, Blutwurz, Schafgarbe und Ratanhia) einen intensiven Aufguss herstellen (Seite 18), diesen mit 1–2 g Propolis mischen und mit Melissengeist konservieren.

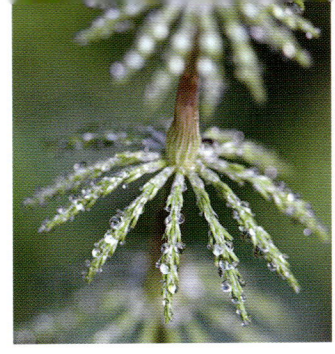

Schachtelhalme beinhalten viel Kieselsäure, die unsere Zähne stärkt.

Mit Blüten und Beeren

ZAHNPASTA MIT KAMILLE
hilft bei Zahnfleischbluten

Mit den beruhigenden Wirk-stoffen Kamille und Zimt.

FETTPHASE
entfällt

WASSERPHASE
30 g Kamillentee
1 Msp. Xanthan
1 ML Heilerde
20 g Kieselerde

WIRKSTOFFPHASE
2 g Confonder
5 g Sorbit
1 g Glycerin
5 Tr. Zimtöl
6 g Kamillenblütentinktur
3–4 Tr. Lebensmittelaroma
nach Wahl

BEEREN-ZAHNPASTA
Allroundzahncreme für jeden Tag

Mit feinem Beerengeschmack und wertvollem Propolis.

FETTPHASE
entfällt

WASSERPHASE
20 g Früchtetee
2 EL Schlämmkreide
1 EL Kieselsäure

WIRKSTOFFPHASE
2 EL Sorbit
2 EL Glycerin
1 g Meristemextrakt
1 g Propolis
je 5 Tr. Lebensmittelaroma
Erdbeere, Himbeere,
Brombeere
10 Tr. Paraben K

ZAHNWEISS-CREME
für ein schönes Lächeln

Das Zahnweiß M (Madrell-sches Salz) sorgt für die schonende Reinigung und strahlende Zähne.

FETTPHASE
entfällt

WASSERPHASE
50 g destilliertes Wasser
2 g Xylit
30 g Kieselsäure
1 g Betain
1 g Xanthan
1 g Zahnweiß M
1 g Kaliumsorbat
1 g Titanoxid

WIRKSTOFFPHASE
5 Tr. Minzöl
3 Tr. Lebensmittelaroma
nach Wunsch
3 g Melissengeist

ZAHNSEIDE SELBST GEMACHT
Lassen Sie 10 g Ceralan schmel-zen und geben 10 Tr. Pfeffer-minzöl zu. Die Fettmischung auf eine Untertasse gießen. Dickes, weißes Garn durchziehen, auf eine Rolle wickeln – fertig!

Sonnenschutz

Sonnenschutz selbst gemacht? Kein Problem! Doch beachten Sie bitte, dass Sie in dem Fall die Haut genau beobachten müssen und Sie Ihre Creme zunächst erst mal sehr vorsichtig austesten.

Leichter Schutz

HAUTTYPEN

Bei der Sonnenempfindlichkeit unterscheidet man verschiedene Hautgruppen. Je niedriger die Zahl, desto mehr Sonnenschutz braucht die Haut:

TYP 1: Der keltische Typ hat eine sehr helle Haut und oft Sommersprossen, wird kaum braun und bekommt eigentlich immer Sonnenbrand. Hier ist ein hoher Schutz vonnöten.

TYP 2: So wird der nordeuropäische Typ genannt, der meist blonde bis hellbraune Haare hat. Dieser Typ bekommt oft Sonnenbrand und wird nur schwach braun.

TYP 3: Dieser mitteleuropäische Typ hat stets eine leichte gebräunte Haut und oft dunkelblonde bis braue Haare. Er neigt nur bei intensiver Sonnenbestrahlung zu Sonnenbrand.

TYP 4: Das ist der mediterrane Typ mit meist sehr dunklen Augen und Haaren sowie intensiver und rascher Hautbräune.

SONNENCREME LSF 10
feine, leichte Rezeptur

Mit pflegendem Jojobaöl, schützendem Vitamin A und Meristemextrakt.

FETTPHASE
3 g Emulsan II
2 g Fluidlecithin Super
45 g Jojobaöl
5 g SoFi Tix Breitband (mit etwas Öl verrühren, dann einarbeiten)

WASSERPHASE
50 g destilliertes Wasser

WIRKSTOFFPHASE
5 g Promelanin
5 Tr. Vitamin A
10 Tr. Bisabolol
10 Tr. Meristemextrakt
8 Tr. Paraben K
je 8 Tr. Duft Kokos, Limette
3 g kosmetisches Basiswasser

SONNENSPRAY LSF 12–14
leichtes Mittel zum Sprühen und Verreiben

Mit Aloe Vera, schützendem Panthenol und Olivenöl. Vor dem Aufsprühen schütteln.

FETTPHASE
entfällt

WASSERPHASE
50 g destilliertes Wasser
50 g Aloe-Vera-Gel

WIRKSTOFFPHASE
5 g Promelanin
2 g Feuchtigkeitsfaktor
5 Tr. Vitamin A
1 g Panthenol
je 1 g Oliven- und Avocadoöl
5 g Parsun
1 g SoFi W
10 Tr. Paraben K
je 10 Tr. Duft Blutorange, Mango

WICHTIG:

Pulverige Stoffe (SoFi O und SoFi Tix) sehr gut mörsern und dann mit etwas Öl zu einer glatten Masse rühren, bevor Sie diese in die Creme einarbeiten. Ansonsten kann es passieren, dass das Pulver bröcklig bleibt und der Sonnenschutz nicht mehr gewährleistet ist.

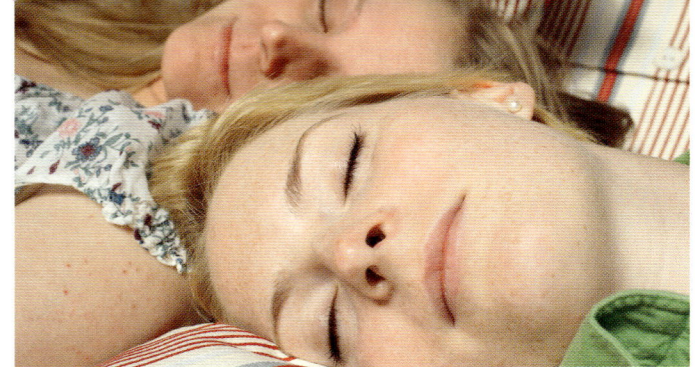

Der Lichtschutzfakttor muss gut auf den Hauttyp abgestimmt sein.

Mit viel Pflege

SONNENCREME LSF 17–20
Allrounder mit pflegendem Bienenwachs

Besonders pflegende Sonnenmilch.

FETTPHASE
5 g Bienenwachs
5 g Lanolin
5 g Sheabutter
5 g Emulsan II
20 g Sesamöl
20 g Kukuinussöl
15 g SoFi Tix (mit etwas Öl verrühren, dann einarbeiten)

WASSERPHASE
90 g destilliertes Wasser

WIRKSTOFFPHASE
7 g Promelanin
5 g SoFi W 50 %
9 g kosmetisches Basiswasser
15 Tr. Duft nach Wahl

MEIN TIPP:
Sesamöl hat einen intensiven Eigengeruch. Wer den nicht so gerne mag, sollte lieber ein anderes Öl verwenden, das die gleiche Sonnenschutzwirkung hat (Seite 130).

GURKEN-SONNENMILCH LSF 30–35
erfrischende Milch für alle Hauttypen

Mit dem natürlichen Sonnenschutz Mangobutter und Avellanaöl.

FETTPHASE
10 g Jojobaöl
10 g Olivenöl
10 g Avellanaöl
20 g Mangobutter
2 g Lamecreme
8 g Tegomuls
9 g Sofi Tix (mit etwas Öl verrühren, dann einarbeiten)

WASSERPHASE
120 g Gurkenwasser

WIRKSTOFFPHASE
9 g SoFi O
9 g Promelanin
5 Tr. Vitamin A
10 Tr. Panthenol
1 g Aloe-Vera-Gel
14 Tr. Paraben K
je 10 Tr. Duft Limette, Babycotton

SONNENCREME LSF 10–14
duftet zart nach Orangenblütenwasser

Olivenöl hat schon einen natürlichen Lichtschutzfaktor, die anderen Zutaten beruhigen.

FETTPHASE
10 g Olivenöl
30 g Jojobaöl
5 g Ceralan
1 g Avocadin
5 g Emulsan II
5 g SoFi Tix (mit etwas Öl verrühren, dann einarbeiten)

WASSERPHASE
50 g Orangenblütenwasser

WIRKSTOFFPHASE
5 g Promelanin
2 g Parsun (UVA Filter)
10 Tr. Duft Blutorange, Erdbeere, Kokos
3 g kosmetisches Basiswasser

Wund- und Heilsalben

Wenn die Haut sichtlich angegriffen ist, juckt, brennt oder sogar nässt, dann helfen Salben, die mit besonders heilenden Zutaten angerührt sind. So haben sich die Menschen schon viele Generationen vor uns geholfen.

Beruhigende Helfer

TROSTPFLASTER
vorbeugende und heilende Babysalbe

Kamille, Johanniskraut, Zinkoxid und Lanolin wirken beruhigend.

FETTPHASE
25 g Sonnenblumenöl
5 g Bienewachs
15 g Lanolin
1 g Lamecreme

WASSERPHASE
45 g Kamillenteeabsud

WIRKSTOFFPHASE
5 g Zinkoxid
3 Tr. Bisabolol
5 Tr. Panthenol
3 Tr. Johanniskrautöl
18 Tr. Paraben K

ZINKPASTE
auch für Wickelkinder-Popos bestens geeignet

Zink, etwas Heilerde und der allergenarme Kamillenwirkstoff Bisabolol sorgen für schnelle Heilung.

FETTPHASE
5 g Sheabutter
2 g Cetylalkohol
5 g Lanolin
3 g Emulsan II
20 g Calendulaöl
1 g Lecithin Super

WASSERPHASE
45 g destilliertes Wasser

WIRKSTOFFPHASE
1 g Heilerde
10 Tr. Bisabolol
1 g Zinkoxid
18 Tr. Paraben K

ERKÄLTUNGSBALSAM
Pflege und wohltuende Aromen in einer Mixtur

Minz- und Fichtennadelöl erleichtern die Atmung, Bienenwachs und Buttern pflegen die Haut.

FETTPHASE
10 g Bienenwachs
10 g Sheabutter
7 g Kakaobutter
16 g Jojobaöl

WASSERPHASE
entfällt

WIRKSTOFFPHASE
1 Tr. Eukalyptusöl
1 Tr. Pfefferminzöl
1 Tr. Fichtennadelöl
1 Tr. Thymianöl
1 Tr. Kampferöl
2 Tr. Antiranz

MEIN TIPP:
2- bis 5-mal täglich die Haut unterhalb der Nasenöffnungen und das Dekolleté unterhalb der Drosselgrube sanft damit einreiben.

ACHTUNG
Wenn die Beschwerden allerdings nicht nach wenigen Tagen verschwinden, sollten Sie einen Hautarzt zurate ziehen.

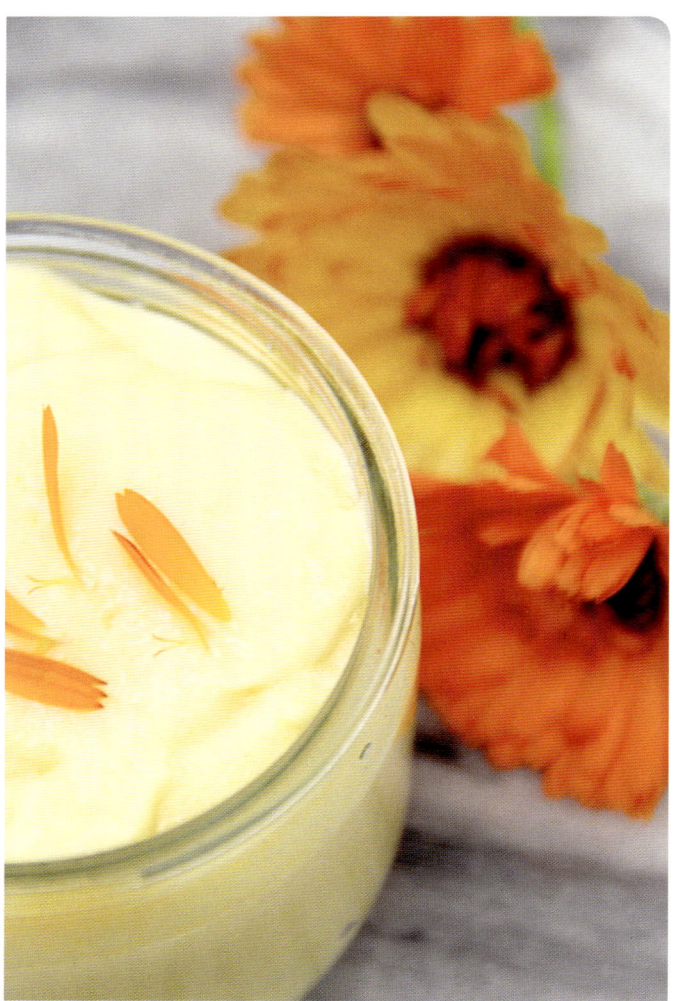

Die gute alte Ringelblumensalbe ist einfach herzustellen.

CALENDULA-HEILSALBE
Großmutters Allrounder

Calendula – auch Ringelblume genannt – hilft, damit die Haut bald wieder heil ist.

FETTPHASE
5 g Bienenwachs
5 g Sheabutter
10 g Johanniskrautöl
10 g Calendulaöl
1 TL Tegomuls

WASSERPHASE
40 g Kamillentee

WIRKSTOFFPHASE
1 g Vitamin E
1 g Zinkoxid
10 Tr. Duft Honigmilch
5 Tr. Duft Mango
4 g kosmetisches Basiswasser

MEIN TIPP:
Für Allergiker eventuell Bienenwachs durch Ceralan ersetzen und 1 g oder eine Ampulle Vitamin B_{12} dazugeben. Düfte weglassen.

Akute Helfer

STEINÖLSALBE
vielseitig verwendbar

Aus dem Öl des Ölschiefers gewonnen, ist es in Tirol Bestandteil alter Heilmittelkultur und wird gern bei entzündeter Haut, zur Förderung positiver Narbenbildung oder als Zugsalbe in Cremes eingearbeitet.

FETTPHASE
20 g Steinöl
20 g Bienenwachs
10 g Lanolin
10 g Jojobaöl

WASSERPHASE
entfällt

WIRKSTOFFPHASE
3 Tr. Antiranz
1 g Vitamin E

SOS-CREME
Entspannungssalbe

Schmerzen in den Gelenken? Hier hilft die SOS Salbe – am besten über Nacht auftragen!

FETTPHASE
20 g Grünes Avocadoöl
10 g Kakaobutter
2 g Lamecreme
2 g Cetylalkohol
4 g Emulsan II

WASSERPHASE
40 g destilliertes Wasser

WIRKSTOFFPHASE
8 Tr. Paraben K
10 Tr. Aloe-Vera-Gel
1 g Glycerin
je 5 Tr. Aromaöl Fichtennadel, Zedernholz, Kiefer, Kampfer
10 Tr. Pfefferminzöl

BACHBLÜTEN-NOTFALLSALBE
für alle Arten von Hautverletzungen

Wirkt im Notfall harmonisierend, ausgleichend und entspannend.

FETTPHASE
30 g Mandelöl
5 g Bienenwachs
15 g Lanolin

WASSERPHASE
50 g destilliertes Wasser

WIRKSTOFFPHASE
10 Tr. der Bachblüten-Notfallmischung (fertig erhältlich als Rescue-Tropfen aus je 2 Tr. Star of Bethlehem, Rock Rose, Impatiens, Cherry Plum und Clematis)
10 Tr. Paraben K

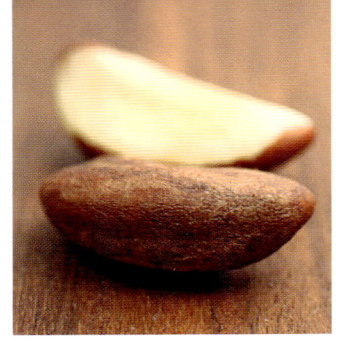

*Paranüsse enthalten viel
pflegendes Öl.*

Vielfältig einsetzbar

DREI ÖLE AUS DEM REGENWALD
Desinfektion und mehr

*Die drei Öle aus Paranuss,
Samen des Andirobabaumes
und eines Balsams, das
der Copaibabaum abgibt,
ergeben eine desinfizierende
Creme. Sie hilft bei eitrigen
Infektionen, Geschwüren und
Verletzungen, als Narben-
salbe, bei Prellungen und
Schwellungen.*

FETTPHASE
15 g Andirobaöl
15 g Copaibaöl
15 g Paranussöl
5 g Kakaobutter
1 g Cetylalkohol
5 g Emulsan II
1 g Fluidlecithin Super

WASSERPHASE
60 g destilliertes Wasser

WIRKSTOFFPHASE
2 g Aloe-Vera-Gel
10–15 Tr. Duft nach Wahl
3 g kosmetisches Basiswasser

BIBELSALBE
Allrounder

*Schon vor Tausenden von
Jahren machten sich die
Menschen die Heilkraft der
Pflanzen zunutze. In der
Heiligen Schrift finden sich
immer wieder Stellen, die auf
Öle hinweisen, die als Heil-
mittel aller möglichen Art
eingesetzt wurden. Für die
Bibelsalbe sind 12 Öle ausge-
wählt, die für Hautprobleme
mit besonderer Heilwirkung
beschrieben sind. Diese
Salbe hilft beispielsweise ge-
gen Pickel, Lippenbläschen,
Schrunden, Wunden, Warzen,
Hautpilze, Furunkel, Ekzeme
und nimmt einen positiven
Einfluss auf die Narbenbil-
dung.*

FETTPHASE
10 g Kokosbutter
10 g Bienenwachs oder
Ceralan
6 g Emulsan II
1 g Cetylalkohol
22 g Olivenöl

WASSERPHASE
50 g destilliertes Wasser

WIRKSTOFFPHASE
je 1–2 Tr. der 12 Öle:
Galbanum, Myrrhe, Myrte,
Narde, Sandelholz, Styrax,
Weihrauch, Ysop, Zedern-
holz, Zimt, Zistrose und
Zypresse
10 g kosmetisches Basis-
wasser
10–15 Tr. Duft nach Wahl

MEIN TIPP:
Wenn Sie 1 Msp. Zinkoxid dazugeben, erhöhen Sie die Heilwirkung, gleichzeitig wird die Salbe
etwas pastöser.

Minikurs Seifen

Das Seifensieden ist eine aufwendige und nicht ganz ungefährliche Angelegenheit. Daher lesen Sie hier etwas über ganz einfache Ideen, wie Sie schlichte Haushaltseife in pflegende und wohlduftende Kosmetik verwandeln können.

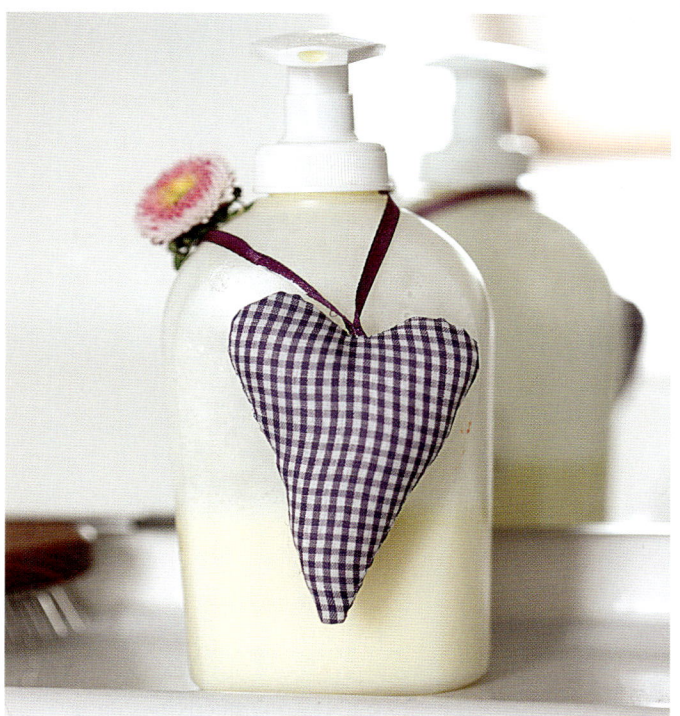

SAVONETTES
hübsche Seifenkugeln

Savonette ist eigentlich das französische Wort für Toilettenseife. Hier sind es kleine, parfümierte Seifenkugeln, wie sie wohl bereits am französischen Hofe angefertigt wurden.

- Ein Stück Naturseife (Kernseife) ohne Duft von ungefähr 100 g auf einer Gemüseraspel fein reiben und die Seifenraspel in eine Schüssel geben.
- Dazu kommen 15 g Maisstärke, 1–2 EL Wasser und nach Wunsch 1 Msp. Farbpigmente oder einige Tropfen flüssige Kosmetikfarbe und 10–20 Tr. Duft.
- Die Masse nun gut durchkneten, daraus kleine Bällchen formen und anschließend einige Stunden gut durchtrocknen lassen.

MEIN TIPP:
Besonders hübsch werden die Savonettes, wenn Sie im zweiten Schritt auch getrocknete Blüten oder fein geschnittene Kräuter einarbeiten. Sie wirken dann wie ein sanftes Peeling.

FLÜSSIGSEIFE LIGHT
für den Seifenspender

- Ein Stück Naturseife (Kernseife) ohne Duft von etwa 100 g auf einer Gemüseraspel fein reiben und die Seifenraspel in ein höheres Gefäß geben.
- Je nach gewünschter Konsistenz mit 200–400 g destilliertem, bereits erwärmtem Wasser aufgießen und noch etwa 2 EL feines Öl dazugeben.
- Die Mischung mit dem Zauberstab gründlich pürrieren.
- Nach Wunsch die flüssige Seife mit Duftöl, zum Beispiel je 5 Tr. Orangen- und Erdbeeröl, verfeinern und in einen Seifenspender abfüllen – fertig!

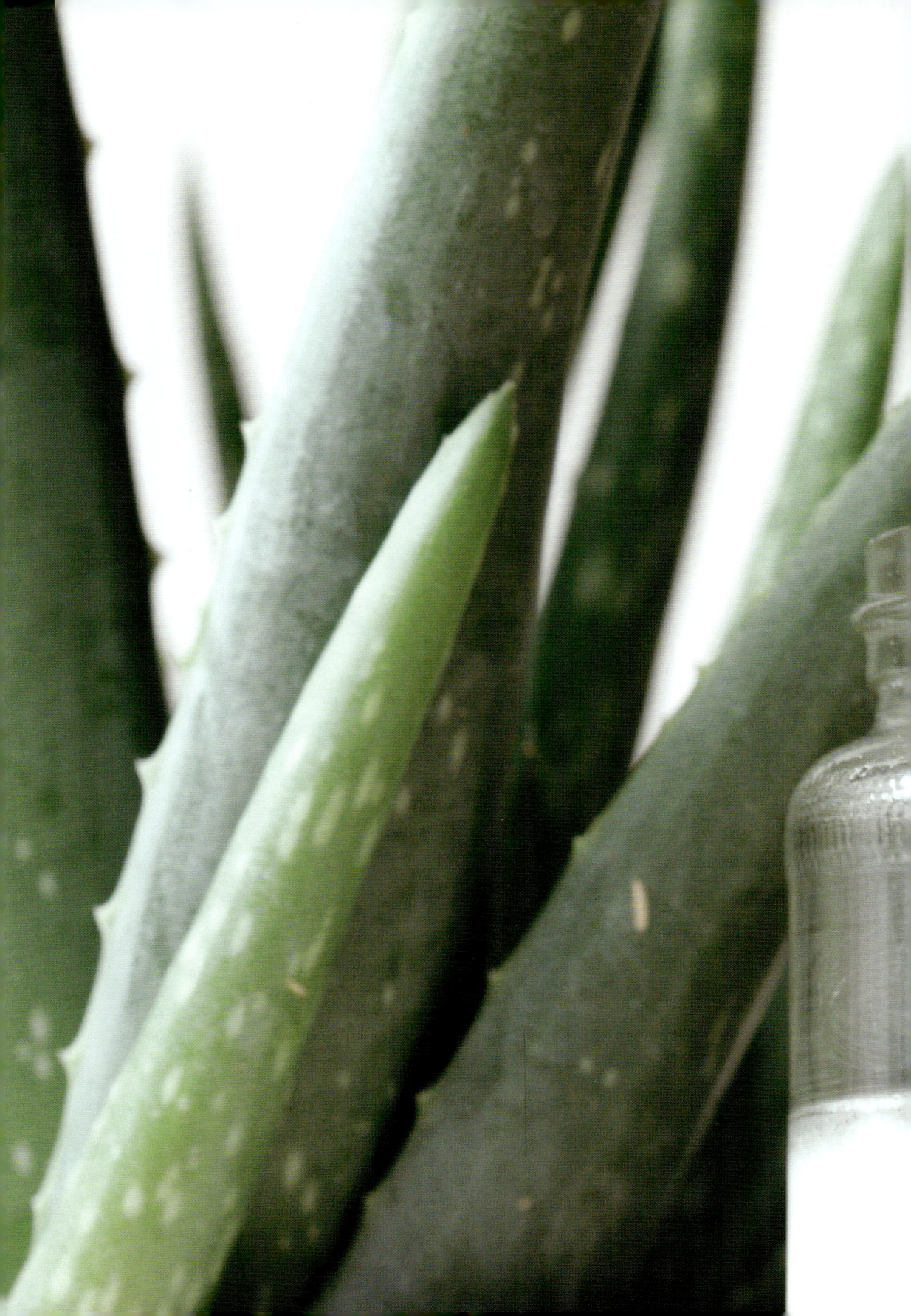

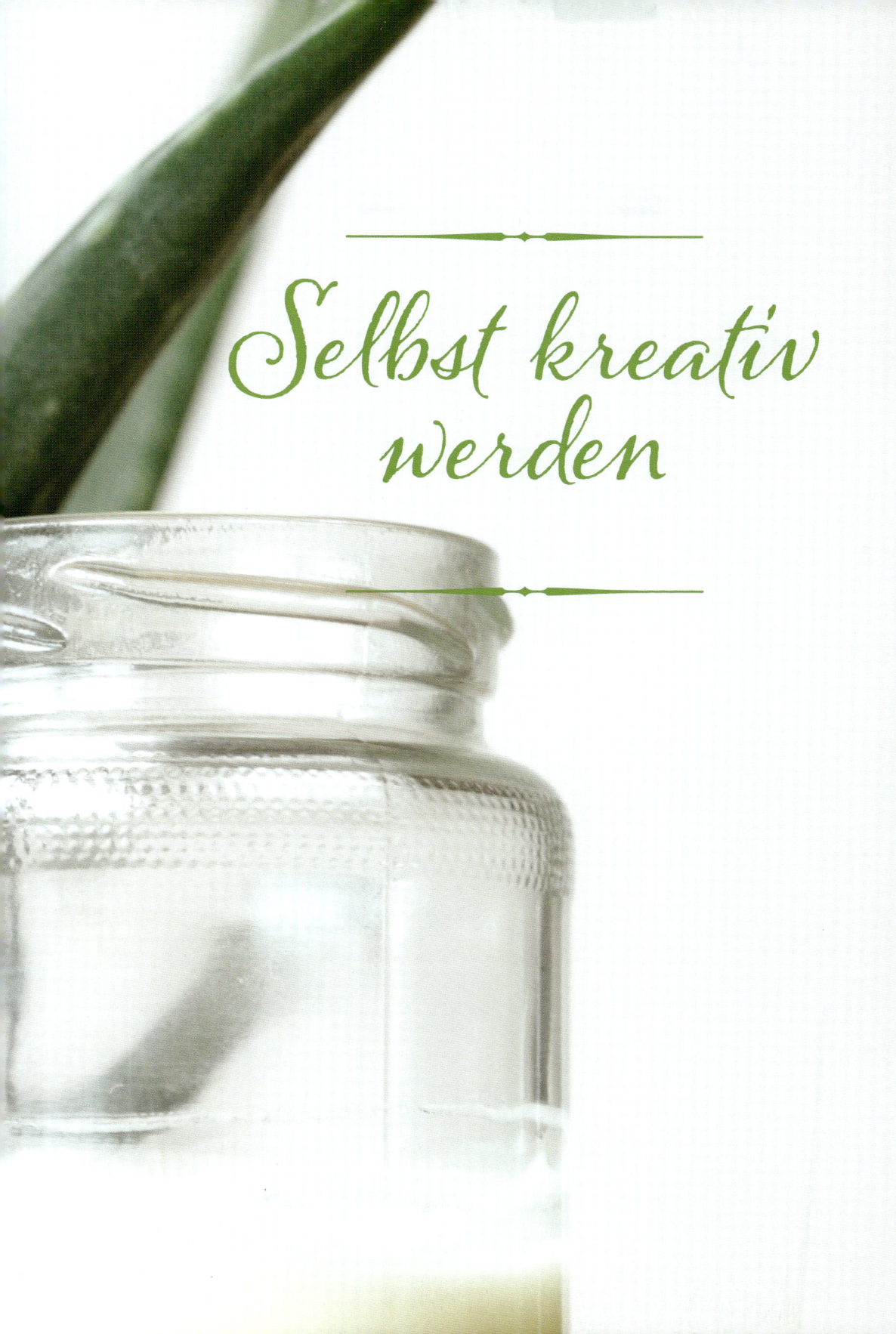

Selbst kreativ werden

Das richtige Verhältnis

Für Ihre ersten eigenen Kreationen finden Sie hier einige einfache Grundregeln zu den Mischungsverhältnissen und die häufigsten Zutaten für verschiedene Hauttypen. Viel Spaß beim Tüfteln!

Das genaue Mischungsverhältnis und die Eigenschaften der Rohstoffe bedingen die Konsistenz Ihrer Mixtur.

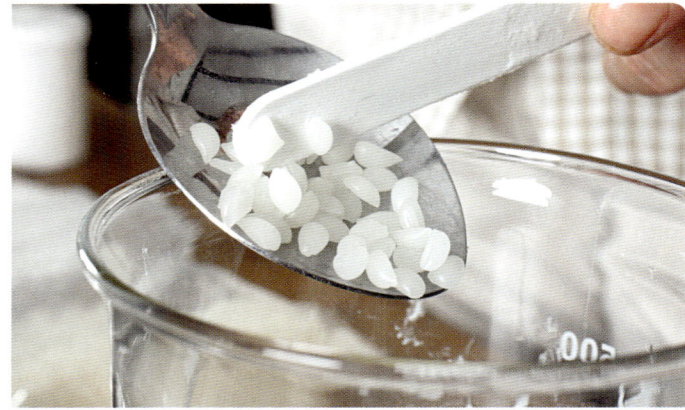

WIE VIEL WOVON? Das ist das große Fragezeichen zu Beginn jeder Rührkarriere. Das Mischungsverhältnis von Ölen, Fetten und Flüssigkeiten gibt die spätere Konsistenz vor.
Je weniger hartes Fett und je mehr Flüssigkeiten, desto leichter und dünner wird die Konsistenz.

Feste Fette und flüssige Öle im Verhältnis gemischt ergeben in etwa (je nach Art):
1:½   – hart
1:1   – fest bis halbfest
1:2   – halbfest bis halbweich
1:3   – halbweich
1:4   – sehr weich
Das heißt also, je mehr feste Fettanteile eine Creme besitzt, desto höher ist auch die Festigkeit.

Alle *Fette und wässrige Flüssigkeiten* im Verhältnis gemischt ergeben in etwa (ebenfalls je nach Art der Auswahl):
1:½   – pastenartige Creme
1:1   – festere Creme
1:1½ – weiche Emulsion
1:2   – ein leichtes Fluid
1:3   – eine dünne Milch

Aber was ist mit den weiteren Inhalten? Hier einige Zahlen, mit denen Sie auf der sicheren Seite sind:

Emulgatoren: 5 % der Gesamtfettmenge

Gelbildner: 0,1 % der gesamten Mixtur

Verdicker: 0,1 % bis maximal 5 % der Gesamtflüssigkeitsmenge

Wirkstoffe gesamt: 5–10 % der gesamten Mixtur

Wirkstoffe einzeln: 0,1 %–5 % (Ausnahmen sind zum Beispiel Urea 10 % und Milchpulver 20 %; noch höhere Konzentrationen sind mitunter möglich, meist genügt für eine positiv stimulierende Wirkung aber eine geringe Menge.)

Konservierung: 1–10 % der gesamten Mixtur

Duft: etwa 5–10 Tr. pro 50 g Kosmetik

Sonnenschutz: je nach Substanz (Seite 130)

Tenside: je nach Hauttyp (Seite 134 und 135)

Fürs Erste können Sie passend zum Hauttyp aus dieser Zutatenliste auswählen. Mit der Zeit finden Sie selbst heraus, mit welchen Zutaten Sie besonders gut zurechtkommen, welche Sie gerne und immer wieder einarbeiten und welche wofür besonders gut geeignet sind.

Viele weitere Möglichkeiten für Ingredienzien finden Sie ab Seite 99.

NACHMACHEN MIT NATUR

Ihr Lieblingskosmetikprodukt aus dem Handel ist nicht „natürlich genug" oder einfach zu teuer? Schauen Sie sich in Ruhe die Inhaltsstoffe an und versuchen Sie anhand eines kleinen Lexikons (Internet) diese herauszulesen. Schätzen Sie die Mischungsverhältnisse ab. Lassen Sie alle künstlichen Stoffe weg und ersetzen diese einfach mit natürlichen Zutaten. Es funktioniert!

Zutaten	normale Haut	trockene Haut	unreine Haut
Butter	Sheabutter	Olivenbutter	Babassubutter
Wachs	Bienenwachs	Jasminwachs	Palmkernfett
Öl 1	Maiskeimöl	Avocadoöl	Traubenkernöl
Öl 2	Pfirsichkernöl	Avellanaöl	Grapefruitöl
Emulgator 1	Emulsan II	Lanolin	Tegomuls
Emulgator 2	Lamecreme	Fluidlecithin Super	Confonder
Flüssigkeit	destilliertes Wasser	Orangenblütenwasser	Kamillenabsud
Gelbildner	Xanthan	Gelbildner	Guarkernmehl
Wirkstoff 1	Glycerin	Aloe Vera	Zi Cao
Wirkstoff 2	D-Panthenol	ACE-Fluid	Vitamin A
Wirkstoff 3	Sorbit	Allantoin	Johanniskrautöl
Konservierung	Paraben K	Euxyl	Kosmetisches Basiswasser
Waschaktive Substanz	Glycintensid	Sanfteen	Heilerde
Duft nach Wahl	...	...	...

Basisrezepte

*Jetzt brauchen Sie nur noch Ihre Lieblingszutaten so zusammenzustellen,
dass sich die richtige Konsistenz ergibt. Die Basisrezepte helfen
Ihnen beim Kombinieren.*

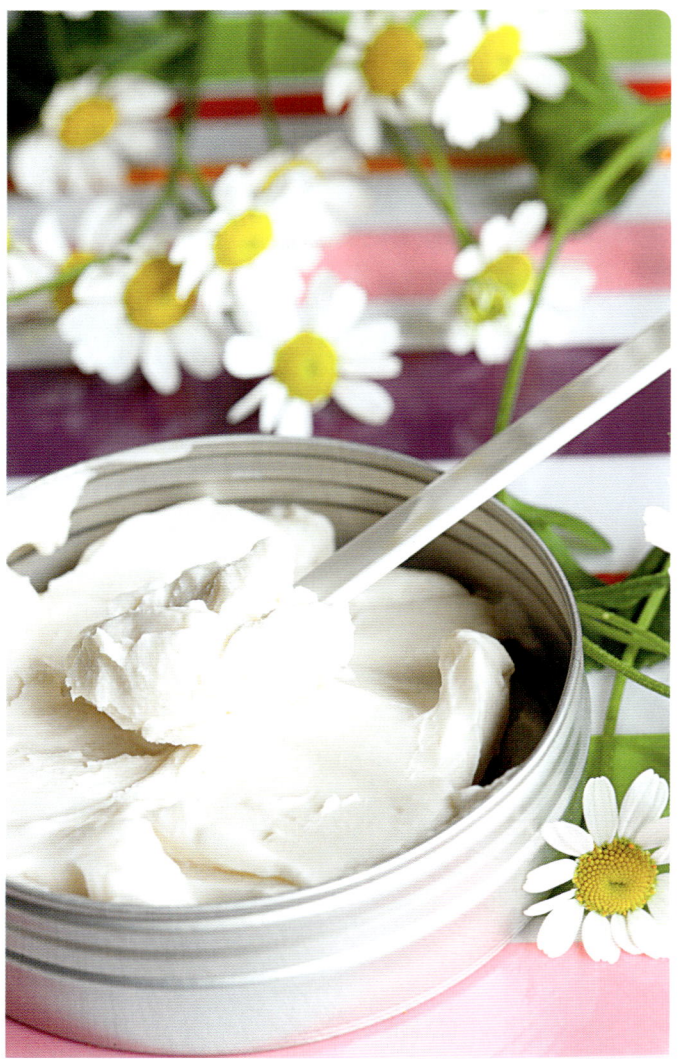

CREME
ergibt etwa 155 g

*Das ist eine Mixtur für alle
Arten von Hautpflegeproduk-
ten. Je nach genauer Zuta-
tenkombination wird diese
weicher, fester oder etwas
flüssiger.*

FETTPHASE
5 g Butter
5 g Emulgatoren
5 g Wachs
50 g Öl

WASSERPHASE
90 g Flüssigkeit

WIRKSTOFFPHASE
Wirkstoffe nach Wunsch
Konservierer, berechnet

Eine feste Creme eignet sich für viele Arten von Kosmetika.

GEL
ergibt etwa 50 g

Gelen fehlt die Fettphase und sind sehr wasserhaltig. Sie eignen sich generell für ultraleichte Rezepturen, auch Shampoos sind meist auf Gelbasis hergestellt.

FETTPHASE
entfällt

WASSERPHASE
50 g Flüssigkeit
1 Msp. Gelbildner

WIRKSTOFFPHASE
Wirkstoffe nach Wunsch
Konservierer, berechnet

MILCH
ergibt etwa 155 g

Eine Milch ist eine recht flüssige Creme. Besonders gut eignet sich diese für Reinigungsprodukte und leichte Rezepturen.

FETTPHASE
50 g Öl
1 TL Wachs
4 g Emulgator

WASSERPHASE
100 g Flüssigkeit

WIRKSTOFFPHASE
Wirkstoffe nach Wunsch
Konservierer, berechnet

BUTTER
ergibt etwa 240 g

Als Butter bezeichnet man eine Creme, die verhältnismäßig fest und gehaltvoll ist. Sie ist besonders für die Körperpflege geeignet.

FETTPHASE
50 g Butter
8 g Wachs
50 g Öl
12 g Emulgator

WASSERPHASE
120 g Flüssigkeit

WIRKSTOFFPHASE
Wirkstoffe nach Wunsch
Konservierer, berechnet

EINE EHER CREMIGE BODYBUTTER BEKOMMEN SIE SO:
$\frac{1}{3}$ Butter und $\frac{2}{3}$ Öl gemischt, das Verhältnis Fett zu Flüssigkeit muss wieder 1:1 sein.

SCHICKE GELE
Gele sehen besonders schön aus, wenn Sie ihnen 1–2 Tropfen flüssige Kosmetikfarbe untermischen. Orange und Gelb eignen sich besonders für frisch-fruchtige Duftnoten, die Blau- und Grüntöne für männlich herbe Kompositionen und Rot für sinnlich verführerisch blumige Noten.

BAR
ergibt gut 220 g

Bars sind feste Shampoo-oder Duschstücke, die mit Wasser zu schäumen beginnen. Besonders praktisch für unterwegs.

FETTPHASE
20 g Öl
6 g Emulgator

WASSERPHASE
entfällt

WIRKSTOFFPHASE
200 g SLSA
Wirkstoffe nach Wunsch
Konservierung entfällt

SO GEHT'S:
- Masse in kleine Förmchen oder größere eckige Formen gießen
- gut auskühlen lassen und dann in handliche Stücke schneiden

WASSER
ergibt etwa 200 g

Wassermischungen sind in der Regel fettfrei und haben eine klärende Aufgabe.

FETTPHASE
entfällt

WASSERPHASE
200 g Flüssigkeit

WIRKSTOFFPHASE
Wirkstoffe nach Wunsch
Konservierung, berechnet

FETTSTICK
ergibt etwa 4 Stifte

Ob als Stick oder im Cremedöschen – Fettmischungen sind besonders pflegeintensiv. Da sie wasserfrei gerührt sind, benötigen Sie keine Konservierung (höchstens Antiranz). Vor allem beliebt für die Lippenpflege.

FETTPHASE
5 g Butter
5 g Wachs
10 g Öl

WASSERPHASE
entfällt

WIRKSTOFFPHASE
Wirkstoffe nach Wunsch
Konservierer entfällt

Welcher Stoff für welchen Hauttyp?

Die Auswahl ist riesengroß! Doch wofür Sie sich auch entscheiden mögen,
alle Zutaten sind Wohltaten für die Haut- und Körperpflege.

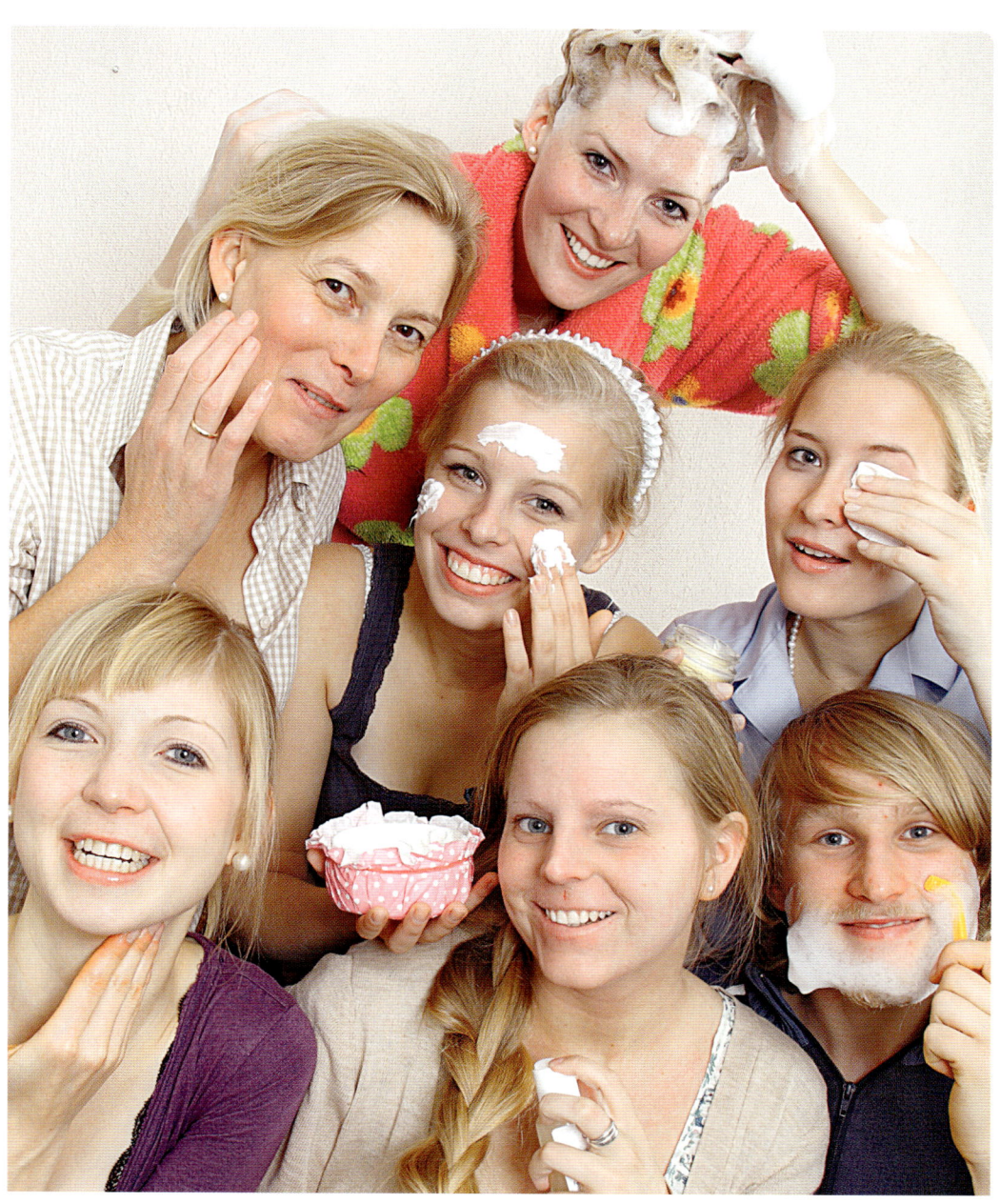

Rohstoffe für die empfindliche Haut

❀ HYDROLATE	⚜ ÖLE	❀ WACHSE BUTTERN	⚜ EMULGATO-REN	❀ ÄTHERISCHE ÖLE	❀ VITAMINE	ꙮ SONSTIGE WIRKSTOFFE
Aloe Vera	Aprikosenkernöl	Kakaobutter	Emulsan oder Emulsan II	Malve	E	Alaun
Baldrian	Avocadoöl	Sheabutter	Lamecreme	Fichtennadel	B₁	Allantoin
Kamille	Borretschöl	Ceralan	Fluidlecithine	Kiefernadel	B₆	Aloe Vera
Immortelle	Geraniumöl	Olivenbutter	Tegomuls	Lavendel	B₉	Bisabolol
Hibiskus	Hagebuttenöl	Palmkernfett		Veilchen	H	Da Zao
Lindenblüte	Hanföl			Vergissmein-nicht		Meristemex-trakt
Orangenblüte	Himbeersamenöl			Linaloe		Squalan
Plantessenz	Karottenöl					Zi Cao
Ringelblume	Kirschkernöl					Avocadin
	Macadamianussöl					Honig
	Melissenöl					Feuchtigkeits-faktor
	Melonensamenöl					Ceramide
	weißes Mohnöl					Goldstreusel
	Neutralöl					Guajazulen
	Nachtkerzenöl					Haferexktrakt
	Reiskeimöl					
	Ringelblumenöl					
	Sanddornöl					
	Schwarzkümmelöl					
	Walnussöl					
	Weizenkeimöl					
	Rapsöl					
	Teesamenöl					
	Marulaöl					
	Avellanaöl					
	Andirobaöl					
	Mandelöl					
	Gurkensamenöl					

Rohstoffe für die trockene Haut

HYDROLATE	ÖLE	WACHSE BUTTERN	EMULGATO-REN	ÄTHERISCHE ÖLE	VITAMINE	SONSTIGE WIRKSTOFFE
Aprikose	Aprikosenkernöl	Kakaobutter	Emulsan oder Emulsan II	Malve	B_3	Allantoin
Apfel	Avocadoöl	Mangobutter	Lanolin, Lanolin anhydrid	Orange	B_5	Aloe Vera
Orangenblüte	Grünes Avocadoöl	Sheabutter	LV 41	Heublumen	E	Da Zao
Rosenblüte	Borretschöl	Avocadobutter	Wollwachs	Lavendel	Pro Vit F	Weizenprotein P
Hibiskus	Erdnussöl	Olivenbutte	Fluidlecithin	Thymian rot	ACE-Fluid	Gamma-Linolensäure
Immortelle	Geraniumöl	Jasminwachs		Gummiharz	B_6	Grüntee
Lindenblüte	Hagebuttenöl	Palmkernfett		Linaloe	B_9	Urea
	Haselnussöl			Patchouli		Hyaluronsäure
	Himbeersamenöl					Lipodermin-Konzentrat
	Johanniskrautöl					Peptide
	Macadamianussöl					Seidenprotein
	Melissenöl					Avocadin
	Weißes Mohnöl					Honig
	Nachtkerzenöl					Milchpulver
	Olivenöl					Squalan
	Reiskeimöl					Ceramide
	Ringelblumenöl					Goldstreusel
	Sanddornöl					Haferextrakt
	Sesamöl					Kollagen
	Traubenkernöl					
	Rapsöl					
	Granatapfelkernöl					
	Teesamenöl					
	Marulaöl					
	Avellanaöl					
	Andirobaöl					
	Pfirsichkernöl					
	Amaranthöl					
	Cranberryöl					
	Erdbeersamenöl					
	Gurkensamenöl					
	Monoi-de-Tahiti-Öl					
	Rizinusöl					

Rohstoffe für die reife Haut

✳ HYDROLATE	♧ ÖLE	✲ WACHSE BUTTERN	✿ EMULGATO-REN	✾ ÄTHERISCHE ÖLE	✤ VITAMINE	✿ SONSTIGE WIRKSTOFFE
Apfel	Arganöl	Kakaobutter	Emulsan oder Emulsan II	Mango	A	Allantoin
Hopfen	Avocadoöl	Sheabutter	Lamecreme	Malve	B_3	Aloe Vera
Orangenblüte	Grünes Avocadoöl	Olivenbutter	LV 41	Orange	C	Da Zao
Rosenblüte	Baumwollsamenöl	Sanddorn-butter	Wollwachs	Zitrone	E	Weizen-protein P
Hibiskus	Borretschöl	Jasminwachs	Fluidlecithin	Zistrose	ACE-Fluid	Fibrostimulin
Immortelle	Emuöl	Palmkernfett		Gummiharz	B_1	Gamma-Lino-lensäure
Lindenblüte	Hagebuttenöl			Linaloe	B_6	Grüntee
	Himbeersamenöl			Patchouli	B_9	Hyaluronsäure
	Macadamianussöl					Avocadin
	Melissenöl					Peptide
	Weißes Mohnöl					Propolis
	Nachtkerzenöl					Honig
	Ringelblumenöl					Milchpulver
	Sesamöl					Feuchtigkeits-faktor
	Traubenkernöl					Seidenprotein
	Weizenkeimöl					Ceramide
	Rapsöl					Goldstreusel
	Pfirsichkernöl					Guajazulen
	Kiwisamenöl					Kollagen
	Granatapfelkernöl					Perlenpulver
	Teesamenöl					
	Andirobaöl					
	Avellanaöl					
	Holunderblütenöl					
	Mandelöl					
	Erdbeersamenöl					
	Gurkensamenöl					
	Papayakernöl					
	Monoi-de-Tahiti-Öl					
	Rizinusöl					

Rohstoffe für die fettige Haut

❋ HYDROLATE	♣ ÖLE	❋ WACHSE BUTTERN	❦ EMULGATO-REN	❧ ÄTHERISCHE ÖLE	❦ VITAMINE	➳ SONSTIGE WIRKSTOFFE
Brennnessel	Distelöl	Babassubutter	Tegomuls	Eukalyptus	C	Aloe Vera
Hamamelis	Geraniumöl	Kokosbutter	Xyliance	Mädesüß		Grapefruit-kernextrakt
Mädesüß	Klettenwurzelöl	Palmkernfett		Linde		Zinnkraut
Schafgarbe	Leinöl			Pfefferminz		Feuchtigkeits-faktor
	Pfefferminzöl			Salbei		
	Sonnenblumenöl			Thymian		
	Tomatenöl			Zitrone		
	Walnussöl			Arnika		
	Paranussöl			Zypresse		
	Kiwisamenöl			Myrte		
	Holundersamenöl			Zeder		
	Andirobaöl					
	Muskatellersalbeiöl					

Rohstoffe für die unreine Haut

✿ HYDROLATE	♣ ÖLE	✿ WACHSE BUTTERN	✿ EMULGATO- REN	✿ ÄTHERISCHE ÖLE	✿ VITAMINE	✿ SONSTIGE WIRKSTOFFE
Ringelblume	Grapefruitöl	Babassubutter	Tegomuls	Mädesüß	A	Bisabolol
Ehrenpreis	Hagebuttenöl		Xyliance	Linde	C	Da Zao
Hamamelis	Johanniskrautöl			Pfefferminz	B_1	Grapefruit-kernextrakt
Holunder	Klettenwurzelöl			Rosmarin	B_8	Kieselsäure
Kerbel	Leinöl			Salbei		Lipodermin-Konzentrat
Mädesüß	Nachtkerzenöl			Teebaum		Titanoxid
Odermennig	Ringelblumenöl			Thymian rot		Zi Cao
Schafgarbe	Tomatenöl			Zedernholz		Zinkoxid
Ingwer	Paranussöl			Zypresse		Zinnkraut
Niemblätter	Kiwisamenöl			Zimt		Bioschwefe
Wermut	Holundersamenöl			Ysop		Fluid
	Copeiöl			Weihrauch		Essig
	Calophyllumöl			Styrax		Goldstreusel
	Muskatellersalbeiöl			Narde		Guajazulen
				Myrte		Hefe
				Myrrhe		
				Arnika		

Rohstoffe für die entzündete Haut

✿ HYDROLATE	⚜ ÖLE	✾ WACHSE BUTTERN	🎭 EMULGATO-REN	🍃 ÄTHERISCHE ÖLE	🌿 VITAMINE	🐚 SONSTIGE WIRKSTOFFE
Aprikose	Aprikosenkernöl	Babassubutter	Confonder	Bergamotte	A	Allantoin
Frauenmantel	Avocadoöl	Sheabutter	Tween 80	Kampfer	B₅	Aloe Vera
Schafgabe	Grünes Avocadoöl	Ceralan	Tegomuls	Kamille blau	B₁₂	Bisabolol
Schachtelhalm	Borretschöl			Malve	E	Da Zao
Hibiskus	Geraniumöl			Teebaum	Pro Vit F	Gamma-Linolensäure
Sonnenhut	Grapefruitöl			Vanille	B₉	Grapefruitkernextrakt
Stiefmütter-chen	Hagebuttenöl			Vergissmein-nicht	H	Urea
Immortelle	Hanföl			Arnika	K	Meristemex-trakt
Schafgarbe	Johanniskrautöl			Zistrose		Propolis
Ingwer	Karottenöl			Zimt		Squalan
Niemblätter	Klettenwurzelöl			Ysop		Titanoxid
Blutwurz	Nachtkerzenöl			Styrax		Avocadin
Ratanhia	Niemöl			Sandelholz		Honig
Wiesenklee	Ringelblumenöl			Myrte		Zinkoxid
	Sanddornöl			Myrrhe		Essig
	Schwarzkümmelöl			Gummiharz		Ceramide
	Traubenkernöl			Narde		Feigenkaktus
	Paranussöl			Ylang-Ylang		Goldstreusel
	Kiwisamenöl			Weihrauch		Guajazulen
	Holundersamenöl					
	Copeibaöl					
	Calophyllumöl					
	Avellanaöl					
	Johannisbeer-samenöl					
	Steinöl					
	Amaranthöl					

Rohstoffe für die normale Haut

HYDROLATE	ÖLE	WACHSE BUTTERN	EMULGATO-REN	ÄTHERISCHE ÖLE	VITAMINE	SONSTIGE WIRKSTOFFE
Gurke	Aprikosenkernöl	Cupuaçu-butter	Cetylalkohol	nach Wahl	A	Allantoin
Plantessenz	Geraniumöl	Kakaobutter	Emulsan oder Emulsan II		E	Glycerin
Orangenblüte	Jojobaöl	Kokosbutter	Lamecreme		ACE-Fluid	Peptide
Aloe Vera	Kamelienöl	Mangobutter	Lanolin und Lanolinanhy-drid		B_2	Seidenprotein
Wacholder	Kürbiskernöl	Sonnenblu-menwachs	Wollwachs		B_8	Sorbit
	Maiskeimöl	Bienenwachs	Fluidlecithin			Weizen-protein P
	Marulaöl	Reiswachs	Tegomuls			Milchpulver
	Melonensamenöl	Ceralan	Xyliance			Milchsäure
	Neutralöl	Candelilla-wachs	Mulsifan			Fibrostimulin
	Sonnenblumenöl	Carnauba-wachs	Lysolecithin			Feuchtigkeits-faktor
	Kukuinussöl	Palmkernfett	Walratzersatz			Hausnatron
	Pfirsichkernöl	Rosenwachs				Haferextrakt
	Holunderblütenöl					Kollagen
	Mandelöl					Kieselsäure
	Johannisbeersa-menöl					Lycopin
	Gurkensamenöl					Meersalz
						Perlenpulver
						Q10

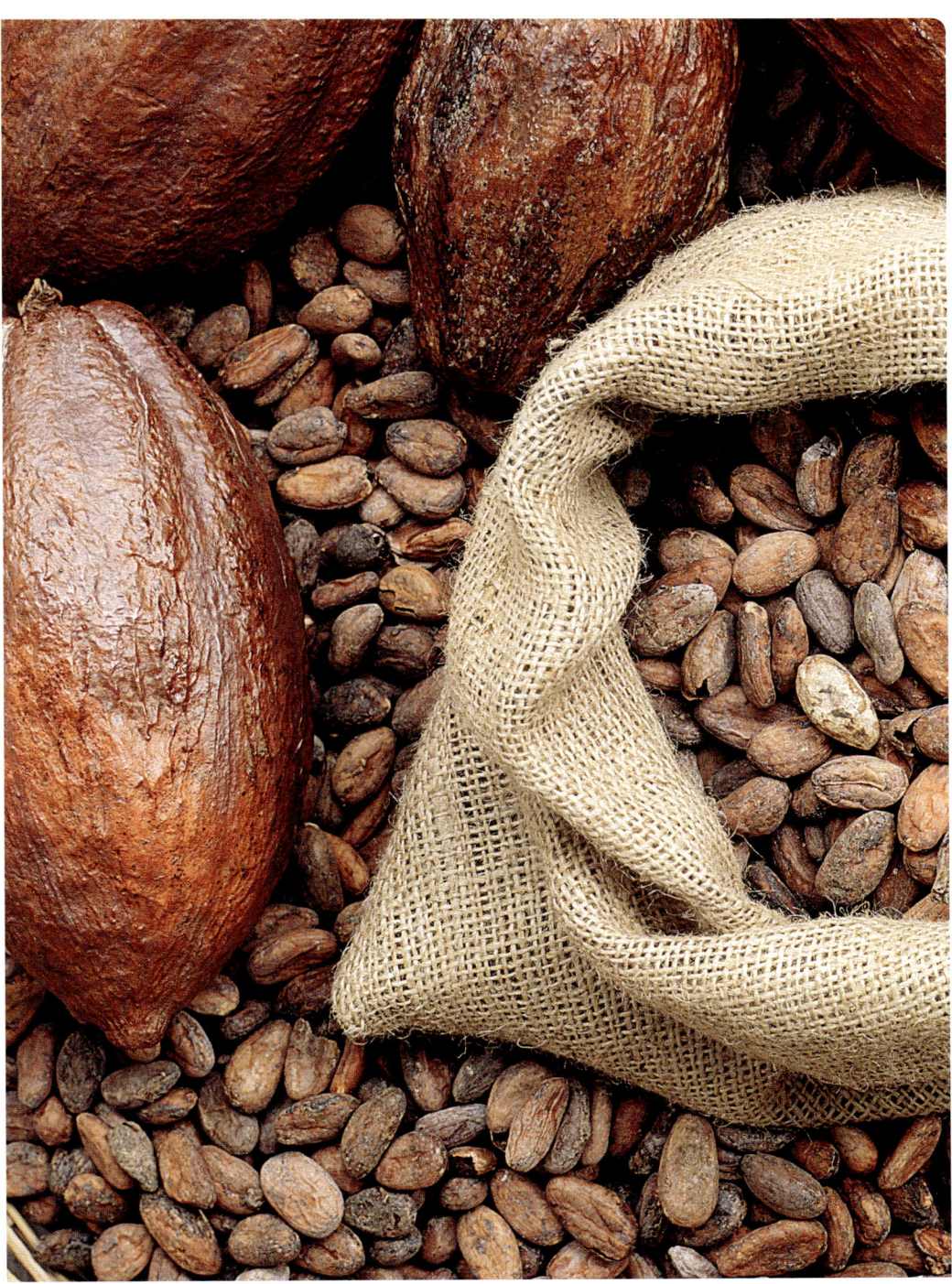

Kakaobohnen

Das große 1x1 der Zutaten

Hier finden Sie so gut wie alle derzeit erhältlichen Rohstoffe aufgelistet in alphabetischer Reihenfolge und mit ihren relevantesten Eigenschaften. Wenn Sie also bei dem einen oder anderen Rezept etwas austauschen oder einfach etwas Neues ausprobieren wollen, nur zu! Doch wird die Liste nie ganz vollständig sein, denn täglich werden neue Stoffe entdeckt.

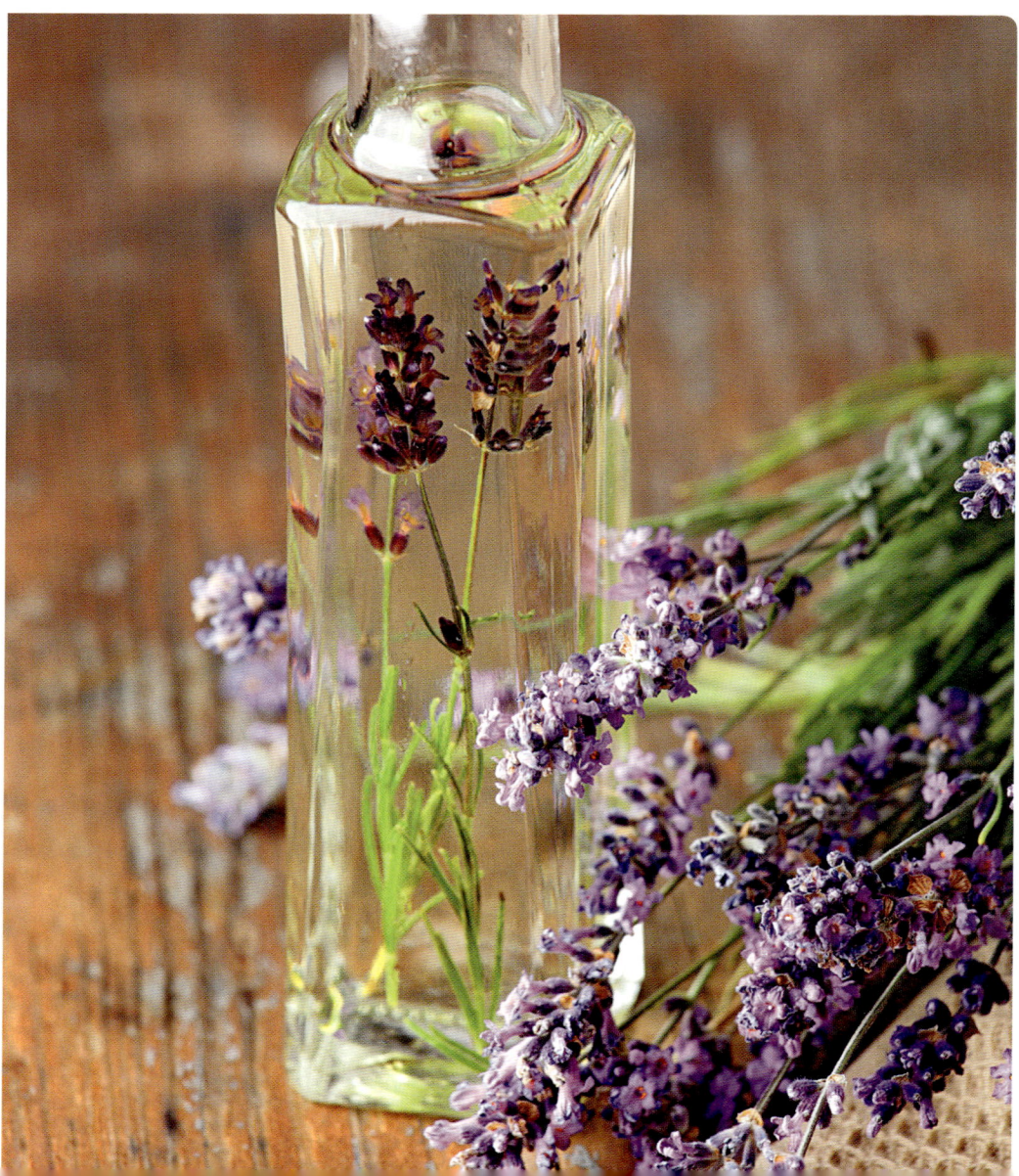

➤ WASSER MIT PFLANZENKRAFT ➤

Aloe Vera	schenkt Feuchtigkeit, für empfindliche Haut
Apfel	Anti-Aging, vitaminreich, Radikalfänger, wundheilend
Aprikosenblüten	entzündungshemmend, für trockene Haut
Arnika	anregend, durchblutungsfördernd, zum Einreiben bei Prellungen
Augentrost	entzündungshemmend
Baldrian	beruhigend, entspannend
Blutwurz	austrocknend, entzündungshemmend
Brennnessel	stark durchblutungsfördernd, hilft bei fettiger Haut
Ehrenpreis (Veronica)	bei unreiner Haut, lindert Juckreiz
Frauenmantel	blutstillend, entzündungshemmend
Gurke	Allrounder, macht Haut zart und weich, feuchtigkeitsbindend, erfrischend, beruhigend
Hamamelis (Zaubernuss)	stillt Juckreiz, beruhigend, zur Wundbehandlung, da heilend und entzündungshemmend, bei fettiger und unreiner Haut
Hibiskus	entzündungshemmend, antiseptisch, antiallergisch, abschwellend, straffend, bei reifer, gereizter und empfindlicher Haut
Holunder (Fliederbeere)	aus Blüten und Beeren, hautreinigend
Hopfen	wirkt straffend und durchblutungsfördernd
Immortelle (Helichrysum)	entzündungshemmend, beruhigend, zellregenerierend, schmerzlindernd, wundheilend, bei Sonnenbrand
Ingwer	bei leichten Brandwunden, Schürfungen und Ekzemen, schmerzlindernd, desinfizierend
Kamille	beruhigend, entzündungshemmend, bei sensibler, irritierter Haut
Kerbel	gegen Akne, bei unreiner Haut
Lindenblüten	beruhigend, feuchtigkeitsbindend, abschwellend, kühlend, bei sensibler und trockener Haut
Mädesüß	gegen Akne, bei unreiner und fettiger Haut

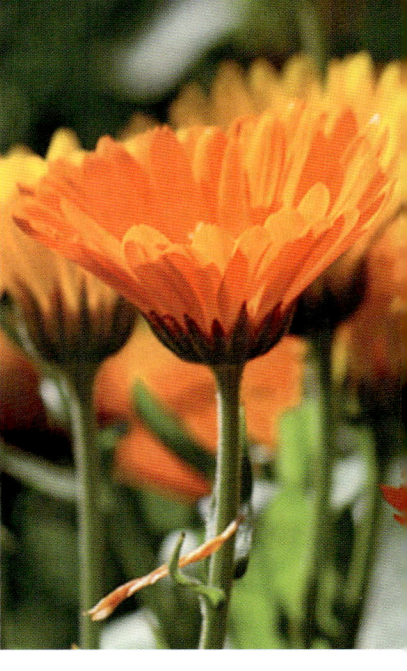

Ringelblume

WASSER MIT ALKOHOL

Wenn Sie Hydrolate nicht selbst herstellen wollen (Seite 17), sondern stattdessen kaufen, sind diese meist leicht mit Alkohol versetzt. Der enthaltene Alkohol ist minimal dosiert und dient zur Konservierung.

DAMIT DIE CREME FEUCHT BLEIBT
Mit ein wenig Lanolin gerührt, hält sich die Feuchtigkeit in den Cremes besser.

Niemblätter	antibakteriell, antiviral und entzündungshemmend
Odermennig (Ackerkraut)	bei unreiner Haut, entzündungshemmend
Orangenblüten (Neroli)	vermindert rote Äderchen, bei irritierter, empfindlicher, strapazierter, reifer, trockener Haut
Plantessenz	Auszug aus Fenchel, Hopfen, Zitronenmelisse, Mistel, Kamille und Schafgarbe, reizlindernd, beruhigend, bei empfindlicher oder normaler Haut
Ratanhia	blutstillend, zusammenziehend, entzündungshemmend, für die Zahnpflege
Ringelblume	Wundheilung bei empfindlicher, gereizter, rissiger und trockener Haut, auch bei unreiner Haut geeignet
Rosenblüten	besonders guter Duft, bei sensibler, reifer und trockener Haut
Schachtelhalm	entzündungshemmend, antibakteriell
Schafgarbe	zur Wundbehandlung, entzündungshemmend
Schwarztee	Radikalfänger, erhöht die Widerstandskraft der Haut, antioxidativ, schützt vor Zellschäden
Sonnenhut	entzündungshemmend, antibakteriell, wundheilend, bei Insektenstichen und Sonnenbrand, bei unreiner und gereizter, rissiger Haut
Stiefmütterchen	entzündungshemmend, lindert Juckreiz, als Sonnenschutz bei unreiner, rissiger, trockener, empfindlicher Haut
Wacholder	anregend, antibakteriell, schmerzlindernd
Wermut	adstringierend (zusammenziehend)
Wiesenklee	entzündungshemmend, bewährt bei Drüsenentzündungen (Milchstau und Ähnliches)

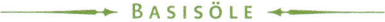

BASISÖLE

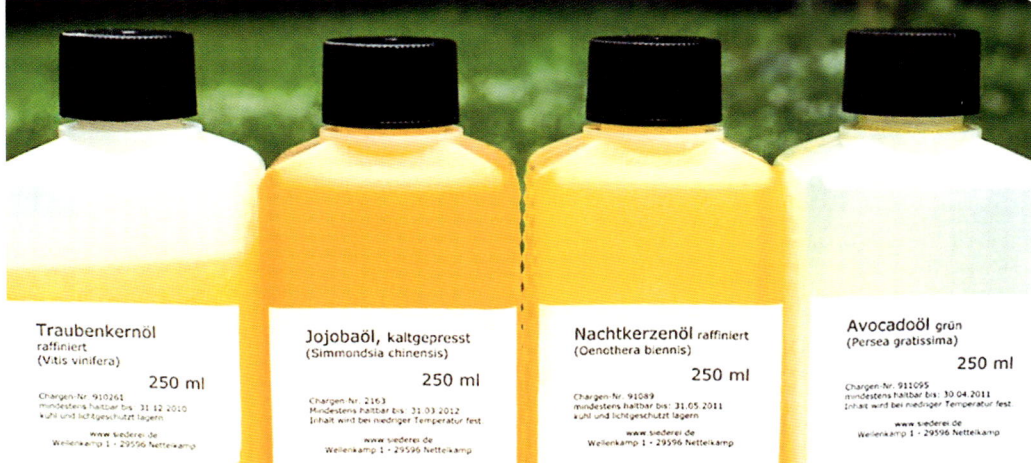

Traubenkernöl raffiniert (Vitis vinifera)	Jojobaöl, kaltgepresst (Simmondsia chinensis)	Nachtkerzenöl raffiniert (Oenothera biennis)	Avocadoöl grün (Persea gratissima)

Basisöle à 250 ml

Algenöl	gegen Cellulite, bei trockener Haut
Amaranthöl	aus einer hirseähnlichen Getreideart, bei trockener und gereizter Haut, nussiger Geruch
Andirobaöl	aus den Samen eines tropischen Baums, bei empfindlicher, trockener, unreiner Haut und Mischhaut, auch bei Entzündungen
Aprikosenkernöl	Allrounder, für Babycreme, feuchtigkeitsbindend, rückfettend, sehr pflegend, bei trockener, schuppiger Haut
Arganöl	aus der Frucht des nordafrikanischen Arganbaumes, bei reifer Haut
Avellanaöl (Chilenische Haselnuss)	Sonnenschutz, bei Neurodermitis und Schuppenflechte, bei sehr trockener, reifer, empfindlicher Haut
Avocadoöl	samtiges Hautgefühl, feuchtigkeitsbindend, gut in Kombination mit Jojobaöl, erhöht die Widerstandsfähigkeit, wirkt beruhigend, glättend, ist stabil gegen Ranzigwerden, bei trockener, sensibler, empfindlicher, reifer Haut
Avocadoöl, Grünes	hoher Anteil an Vitamin A, B, E und D, für den Aufbau der Zellen, regenerierend
Baumwollsamenöl	antioxidativ, viel Vitamin A, wirkt glättend, bei reiferer Haut

WIE ZIEHT CREME BESONDERS GUT EIN?

Mit ein wenig Cetylalkohol angereichert oder etwas Avocadoöl gemischt ziehen Cremes besser ein.

WELCHES ÖL IST FÜR AUGENCREMES AM BESTEN?

Jojobaöl ist ideal für Augencreme, da es nicht in Augenschleimhäute eindringt.

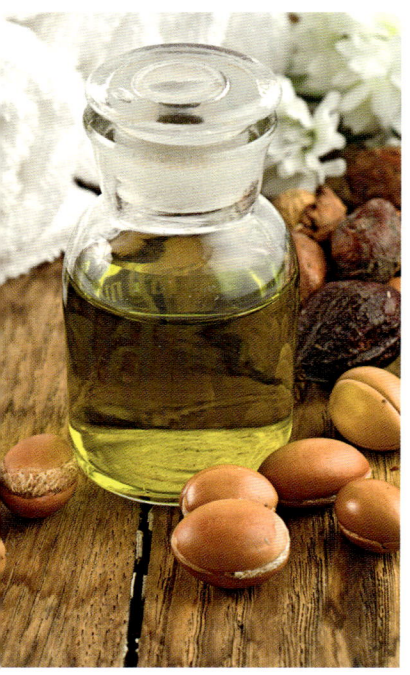

Arganöl

Borretschöl	wirkt hautverjüngend, schützend, regenerierend, Radikalfänger, lindert Juckreiz und reguliert Feuchtigkeit, bei Neurodermitis und Schuppenflechten, bei extrem trockener, rissiger, spröder und empfindlicher Haut
Calophyllumöl	bei Akne und bakteriellen Hautentzündungen
Cameliaöl (Sasanquaöl, Tsubakiöl)	Allrounder, hochwertiges Kosmetiköl für alle Hauttypen, geruchsneutral, sehr lange haltbar
Copeibaöl	desinfizierend, bei Hautentzündungen und Geschwüren
Cranberrysamenöl	reich an Vitamin A, Omega-3-, -6- und -9-Fettsäuren, bei trockener, strapazierter Haut
Distelöl (Safloröl)	mattiert gut, gute Make-up-Grundlage, für fettende Haut
Emuöl	tierischen Ursprungs aus Australien, reich an Vitamin A, E und C, Mineralstoffen, Antioxidantien, straffend, wirkt dem Alterungsprozess entgegen
Erdbeersamenöl	Luxusöl, reich an Linol- und Ölsäuren, reich an Vitamin A und C
Erdnussöl	gutes Basisöl, bei trockener und spröder Haut
Geraniumöl	ausgleichend und harmonisierend, wundheilend, fungizid, sowohl bei trockener als auch fettiger oder empfindlicher Haut
Granatapfelkernöl	mit Phytoöstrogenen und vielen Vitaminen, bei trockener, reifer und sehr beanspruchter Haut
Gurkensamenöl	enthält Omega-3-Linolsäure, feuchtigkeitsbindend, kühlend
Hagebuttenöl (Wildrosenöl)	bei Ekzemen, Schuppenflechte, Neurodermitis, repariert, feuchtigkeitsbindend, entzündungshemmend, auch für Akne und zur Vorbeugung gegen Schwangerschaftsstreifen, bei trockener, reifer Haut
Hanföl	entzündungshemmend, stärkend, bei Neurodermitis und Schuppenflechte, bei empfindlicher Haut
Haselnussöl	Vitamin-E-reich, bei trockener Haut, ähnlich wie Olivenöl
Himbeersamenöl	Luxuspflanzenöl mit hohen Anteil an Linolsäure und Linolensäure sowie Vitamin A und E, leichter Sonnenschutz

Holunderblütenöl oder -samenöl	bei Akne, vitaminreich, altbewährtes Schönheitsmittel für glatte Haut, bei fetter, empfindlicher Haut
Johannisbeersamenöl	Allrounder, stark entzündungshemmend
Johanniskrautöl	wirkt wundheilend, entzündungshemmend und schmerzlindernd, bei irritierter, nervöser und angespannter, unreiner Haut
Jojobaöl (streng genommen zählt es zu den Wachsen, ist aber flüssig)	Allrounder, schützend, pflegend, macht die Haut geschmeidig
Karottenöl	Vitamin-A-haltig (Antifaltenwirkstoff), beruhigend, heilend reizmildernd, guter Lichtschutz
Kirschkernöl	reich an Vitamin A und E, zieht gut in die Haut ein, für empfindliche Haut
Kiwisamenöl	bei Neurodermitis und Schuppenflechte, bei reifer, fetter, entzündeter Haut
Klettenwurzelöl	pilz- und bakterienhemmend, antiseptisch, bei unreiner und fetter Problemhaut, bei zu Ekzemen neigender Haut, bei trockener, empfindlicher Haut
Kürbiskernöl	mit Selen und Vitamin E, Allrounder
Kukuinussöl	aus der Nuss eines Wolfsmilchgewächses, für Sonnenschutzprodukte, zur Vorbeugung von Schwangerschaftsstreifen, für alle Hauttypen
Leinöl	aus Flachssamen gewonnen, riecht leicht nussig und heuartig, bei fetter, unreiner Haut
Lorbeeröl	bei Zimmertemperatur salbenartig, antibakteriell und durchblutungsfördernd
Macadamianussöl	Anti-Aging, gegen Falten, bei reifer, sensibler, trockener Haut
Maiskeimöl	Allrounder, hoher Vitamin-E-Gehalt, mit mehrfach ungesättigten Fettsäuren
Mandelöl	Allrounder, zieht gut ein, für Kindercremes und bei reiferer und sensibler Haut
Marulaöl	aus den Fruchtkernen des Marula- oder Elefantenbaumes, zieht gut ein, macht die Haut weich, Allrounder, besonders gut für strapazierte, trockene Haut

WIE KANN ICH DIE HALTBARKEIT DER ÖLE VERLÄNGERN?
Mit Antiranz verlängern Sie die Haltbarkeit der Öle um ein halbes Jahr: 6 Tr. auf 100 g Öl genügen.

ÖL UND VITAMINE IN KAPSELN
Samenöle wie auch flüssige Vitaminpräparate sind nicht immer einfach zu bekommen und in der Regel benötigt man auch nicht allzu viel davon. Man kann sich aber mit Kapseln (zum Beispiel aus der Drogerie) behelfen und den Inhalt der Kapseln einfach in eine Creme einarbeiten.

MISCHUNGEN

Es gibt wunderbare fertige Ölmischungen, die man ebenfalls in selbst gerührte Cremes einarbeiten kann: zum Beispiel Wildrosenölmischung für besonders strapazierte Haut oder Mandelölmischung für sensible Haut. Achten Sie beim Kauf darauf, dass es reine Ölmischungen ohne Zusätze sind, wenn sie solche für Kosmetika verwenden möchten.

Melonensamenöl	sehr leicht, bei empfindlicher, sensibler oder normaler Haut
Mohnöl, Weißes	regt die Zellteilung an, regenerierend und schützend, bei Neurodermitis und besonders empfindlicher Haut
Monoi-de-Tahiti-Öl	glättend, bindet Feuchtigkeit
Nachtkerzenöl	lindert Juckreiz, gegen Akne, bei Schuppenflechte und Neurodermitis, bei trockener genau so wie bei unreiner und fettiger Haut, Mischhaut
Neutralöl (Palmkern- und Kokosöl)	für die Babypflege gut geeignet, besonders bei sensibler Haut
Niemöl	bei gereizter Kopfhaut, zur Insektenabwehr, eine Kur damit hilft gegen Kopfläuse
Olivenöl	gut für reichhaltige Nachtcremes oder Handcremes, bei sehr trockener Haut
Papayakernöl	gegen Cellulite, vitaminreich, regenerierend
Paranussöl	entzündungshemmend, gegen Akne, bei unreiner, schuppiger und rissiger Haut
Pfirsichkernöl	mild, zieht gut ein, aktiviert den Hautstoffwechsel, feuchtigkeitsbindend, beruhigend, Allrounder
Rapsöl	schützend, macht ein weiches Hautgefühl bei trockener, reifer, schuppiger, rissiger Haut
Reiskeimöl	gibt viel Feuchtigkeit, bei sensibler Haut
Ringelblumenöl (Calendulaöl)	heilend, schützt vor Austrocknen und Wundwerden, für Babypflege geeignet, bei alternder, schuppiger, trockener oder rauer Haut
Rizinusöl	juckreizlindernd, antikbakteriell, glänzt schön, deshalb zum Beispiel für Lippenstifte gut geeignet
Sanddornöl	Anti-Aging, glättend, regenerierend, vitaminreich, schmerzstillend, entzündungshemmend, bei Neurodermitis und Akne, bei trockener, empfindlicher Haut
Schwarzkümmelöl	bei Schuppenflechte, für sensible Haut
Sesamöl	bei trockener, reifer, fahler und schlecht durchbluteter Haut schützt vor frühzeitiger Hautalterung
Sonnenblumenöl	für einfache Tagescremes, bei fettiger Haut

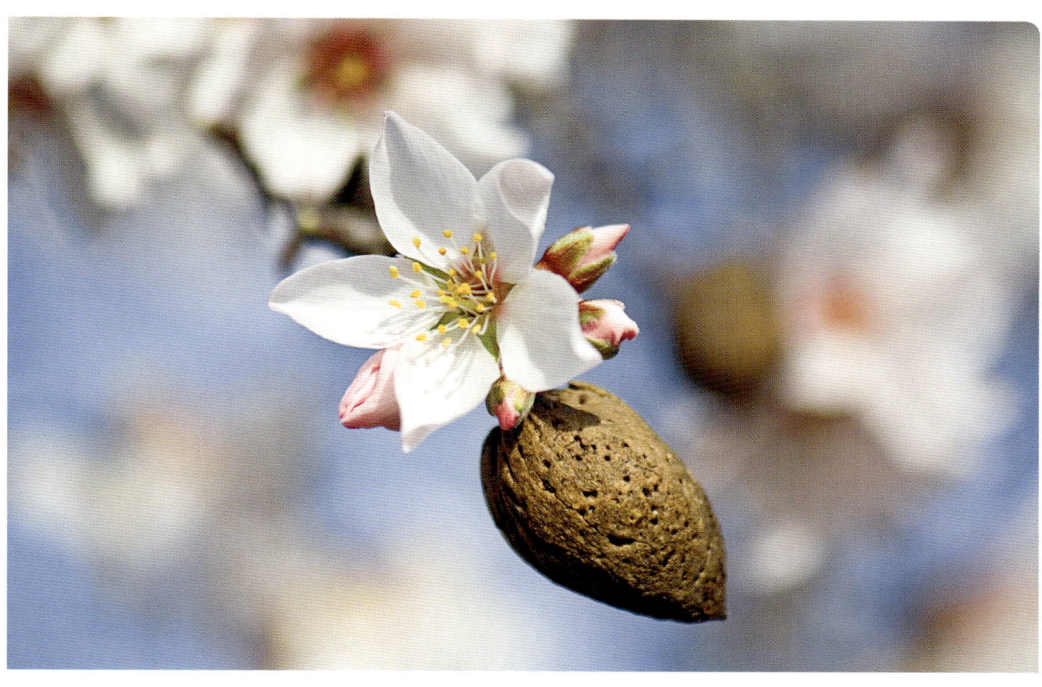

Mandelblüte und -frucht

Steinöl	aus Ölschiefer gewonnen, für Heil- und Zugsalben, entzündungshemmend, fördert die Wundheilung, gut für eine positive Narbenentwicklung
Teesamenöl	gut für Kälteschutzcremes, bei trockener, reifer, empfindlicher Haut
Tomatenöl	verengt Poren, erfrischend, bei fettiger und unreiner Haut
Traubenkernöl	Anti-Aging, gegen Akne, vitaminreich, entzündungshemmend, stabil gegen Ranzigwerden, für reife, sensible, irritierte, unreine Haut
Walnussöl	gut für Babycremes und bei fettiger Haut
Weizenkeimöl	Anti-Aging, reichhaltig, bei trockener, reifer, strapazierter Haut
Wiesenschaumkrautöl	gutes Basisöl in Mischung zum Beispiel mit Nachtkerzenöl, glättend, ähnelt der Wirkung von Jojobaöl, daher auch für Augenpflege geeignet

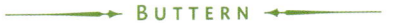

BUTTERN

Avocadobutter	leichter Sonnenfilter, bei trockener Haut
Babassu(nuss)-butter	aus einer südamerikanischen Palme, wird über 23 °C flüssig, zieht schnell ein, macht die Haut weich, bei entzündlicher, unreiner, fettiger Haut
Cupuaçubutter	Butter aus einem mit Kakao verwandten Baum, macht die Haut weich
Kakaobutter	gibt der Haut ein samtartiges und weiches Gefühl, bei trockener Haut
Kokosbutter	zieht gut ein, kühlend
Mangobutter	Allrounder, gut bei trockener Haut
Olivenbutter	enthält Squalane und Vitamin E, wirkt regenerierend und revitalisiert, für die trockene, schuppende und empfindliche Haut und trockenes, schuppiges Haar
Sheabutter (Karité)	Allrounder, macht die Haut glatt, auch bei Hautkrankheiten geeignet, besonders bei trockener, empfindlicher Haut
Shoreabutter (Borneo Talg, Grünes Fett)	aus der Frucht eines tropischen Baumes, wachsartige Konsistenz, schmilzt bei Körpertemperatur, Ersatz für Kakaobutter bei Allergie, besonders für Haarpflege: erhöht die Kämmbarkeit, macht die Haare glänzend

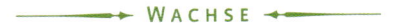

WACHSE

Bienenwachs	Allrounder, kann aber durch eventuelle Pollen- oder Spritzmittelrückstände Allergien auslösen
Candelillawachs	günstiger und pflanzlicher Bienenwachsersatz für Lippenpflegestifte, gering dosiert für Hand- und Fußpflege
Carnaubawachs	aus den Blättern einer brasilianischen Palme, für dekorative Kosmetik wie Lippenstifte, frei von Duftstoffen, für Allergiker geeignet, schützende Wirkung

Ceralan	pflanzlicher Bienenwachsersatz, allergenarm, sehr gute Verteilbarkeit auf der Haut, verleiht ein weiches, samtartiges Hautgefühl
Jasminwachs	riecht deutlich nach Jasmin, besonders gut bei trockener Haut
Jojobawachs (Jojobaöl)	als Bienenwachsersatz, besonders gut für die Augen- und Lippenpflege
Palmkernfett	pflegend, sehr nährend, nicht stark fettend, gut zusammen mit Jojobaöl, kühlend im Sommer, schützend im Winter
Reiswachs	hellgelbes Granulat, guter Ersatz für Bienenwachs
Rosenwachs	elfenbeinfarbenes Wachs, der Sheabutter in Konsistenz oder Wirkung ähnlich, auch eine Alternative für Bienenwachs
Sonnenblumen-wachs	erzeugt ein glattes Hautgefühl, als rein pflanzlicher Ersatz für Bienenwachs geeignet

Sonnenblumen

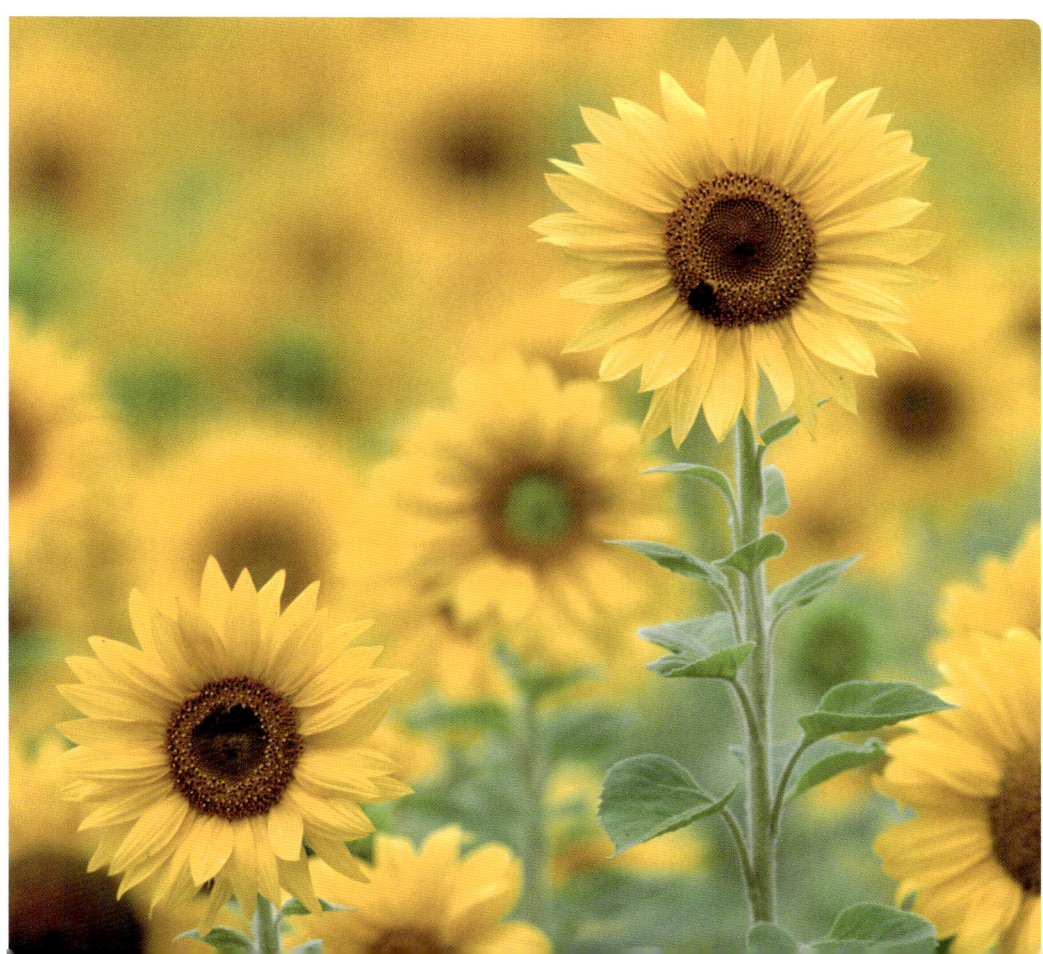

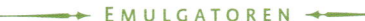

EMULGATOREN

Cetylalkohol	Fettalkohol, sorgt für festere Cremes, für alle Hauttypen
Confonder	aus Zuckerrohr und Palmitinsäure, ein sehr guter Emulgator, für Problemhaut wie zum Beispiel bei Schuppenflechte geeignet
Emulsan (Emulsan N, Emulsan II, TEGO® Care)	pflanzlicher Allrounder, sorgt für ein angenehmes, glattes Hautgefühl, speichert Feuchtigkeit, schützt, pflegt
Lamecreme	bindet Feuchtigkeit, glättet, geeignet als Emulsanersatz, gut bei trockener, reifer Haut
Lanolin und Lanolinanhydrid, Wollwachs, Wollwachsalkohole (gehört streng genommen zu den Wachsen)	salbenartiges Sekret aus den Talgdrüsen von Schafen, leichter Eigengeruch, stark feuchtigkeitsbindend, manche Formen sind mit Paraffin gemischt, kann bei allzu fetter Haut Mitesser verursachen, kann Allergien auslösen, besonders gut für trockene Haut

Wollwachs ist für Kosmetik ein wichtiger Rohstoff, der aus Schafwolle gewonnen wird.

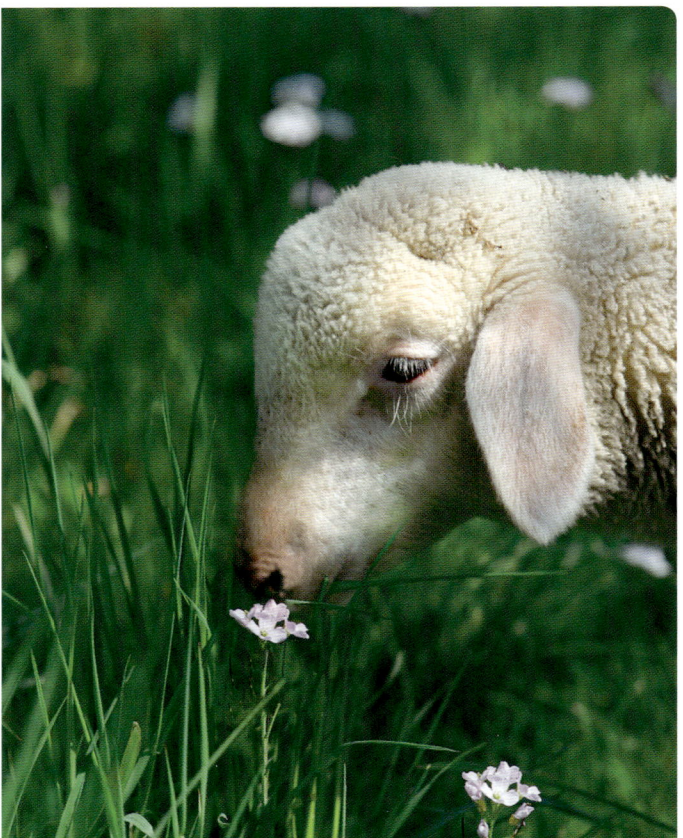

LV 41	Emulgator auf Rizinusölbasis, als Löser für fettlösliche Vitamine besonders gut
Fluidlecithin BE, Fluidlecithin CM, Fluidlecithin Super	Mischungen aus Distel-, Sonnenblumen- und Sojabohnenöl, Lecithinen und Glycerin, rückfettend und pflegend, begünstigen Einziehen und Aufnahme von Wirkstoffen *BE* ist für Badeöle, riecht intensiv *CM* ist ein sehr wertvolles Lecithin, für puddingartige Cremes, Creme wird gelblich, riecht intensiv *Super* ist beinahe geruchlos, sehr pflegend, Cremes bleiben weiß, für trockene und reife Haut
Lysolecithin	Nebenprodukt der Pflanzenölproduktion, modifiziertes Lecithin, Flüssigemulgator, auch in Pulverform, besonders für gelartige und flüssige Mischungen
Mulsifan	synthetisch, nur kurzzeitig stabil, für Dusch- und Badezusätze
Tegomuls	gehärtetes Palmöl, für leichte Cremes, die gut einziehen sollen, ohne einen Fettfilm zu hinterlassen, gut kombinierbar mit Sheabutter, besonders geeignet für normale und trockene Haut sowie Mischhaut
Tween 80	synthetisch, für feine und sahnige Cremes, reizarm, für medizinische Salben geeignet
Walratersatz	synthetisch, aus Cetylalkohol und Palmitinsäure, macht Cremes fester
Xyliance	pflanzlich, aus verschiedenen Zuckern von Weizenstroh und Fettalkohol, zieht gut ein, fettet nicht nach, für leichte Cremes

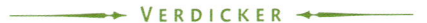

VERDICKER

Agar Agar	aus Rotalgen, für kühlende Gesichtsmasken
Alginat	pflanzlicher Stabilisator für Cremes, Gele und Masken
Bentonit	tonhaltiges Gestein, am besten mit Glycerin verwenden
Carrageen	in 2-%iger Konzentration schleimartig, in 3- bis 5-%iger Konzentration ein stabiles Gel
Chitin	farbloser, zäher Stoff tierischer Herkunft, in heißem Wasser mäßig löslich (unter Zugabe von Milchsäure leichter), Filmbildner und Feuchtigkeitsspender für Haarpflegeprodukte, schützt vor Spliss, verbessert die Sprungkraft
Gelbildner	synthetisch, weißes Pulver, zum Andicken von Cremes und für Gele
Guarmehl (Guarkernmehl)	Pulver für Feuchtigkeitsgele, für alle Hauttypen
Gummi arabicum	bildet feste Oberflächenfilme, der Schminke wischfest macht, vor allem daher in dekorativer Kosmetik
Kieselsäure	in der Natur vor allem in Kieselalgen und in Schachtelhalm, vorwiegend in Zahncremes und abrasiven (abschabenden) Produkten eingesetzt
Rewoderm	aus Palm- und Kokosöl hergestellt, wirkt verdickend und waschaktiv
Stärken (zum Beispiel von Mais, Reis, Kartoffeln)	festigend, geben auf der Haut ein leicht puderiges Gefühl
Tween 80	synthetisch, für feine und sahnige Cremes, reizarm, für medizinische Salben geeignet
Walratersatz	synthetisch, aus Cetylalkohol und Palmitinsäure, macht Cremes fester
Xanthan	bakteriell erzeugter Verdicker, geeignet für Gelmasken, für alle Hauttypen
Xyliance	pflanzlich, aus verschiedenen Zuckern von Weizenstroh und Fettalkohol, zieht gut ein, fettet nicht nach, für leichte Cremes

➤➤ ÄTHERISCHE ÖLE UND DÜFTE ◄➤

Ätherische Öle gibt es von unzähligen Blumen, Kräutern, Früchten oder Hölzern. Hier eine Auswahl der häufigsten:

Angelikawurzel	wärmend und entspannend, regt den Kreislauf an, leicht erdiger Duft, nicht während der Schwangerschaft verwenden
Apricot	frisch, fruchtig
Arnika	entzündungshemmend, antiseptisch, wärmend, bei unreiner und fetter Haut, bitter-würziger Duft
Babycotton	weicher Duft
Banane, Grüne	frisch, süß
Bergamotte	wundheilend, antiseptisch, anregend, erfrischend, belebend, fein-herber Zitrusduft
Birne	fruchtig
Blutorange	erfrischend, fruchtig
Brombeere	beerig, frisch
Caramell	süß, mild
Citronella (Zitronengras, Lemongras)	frisch, fruchtig
Eichenrinde	schweißhemmend, warm-würziger Holzduft
Erdbeere	beerig, fruchtig
Eukalyptus	durchblutungsfördernd, lindert Muskelschmerzen, bei fettiger Haut, scharf-stechender Duft, kampferartig
Fichtennadel	entspannend, beruhigend, für Einreibungen, würzig, frisch
Grapefruitöl	wirkt anregend, erfrischend, konzentrationsfördernd, antiseptisch und adstringierend
Gummiharz (Galbanum)	aus dem Milchsaft von mehreren persischen Pflanzenarten gewonnen, wirkt entzündungshemmend und gegen Faltenbildung, würzig
Heublumen	durchblutungsfördernd, entspannend, blumig frisch
Honigmelone	süßlich fruchtig
Honigmilch	Duftmischung, süß, milchig

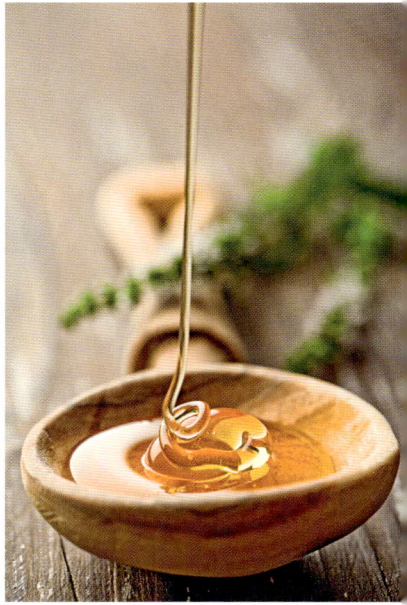

Honig

Indian Summer	Mischung, herbsüß
Ingwer	antiseptisch, wärmend, anregend, regenerierend, scharf-aromatisch-frischer Duft, nicht während der Schwangerschaft verwenden
Kaffee	anregend
Kalmus	aus einer indische Sumpfpflanze gewonnen, belebend, hautstoffwechselfördernd, warmer, holzig würziger Duft
Kamille und Kamille blau	heilend und entzündungshemmend, nicht reizend, blumig, krautig, leicht kampferartig
Kampfer	stillt Juckreiz, entzündungshemmend, antibakteriell, typischer medizinischer Kampfergeruch, nicht während der Schwangerschaft verwenden
Kiefernnadel	entspannend, beruhigend, für Einreibungen, würzig frisch
Kokos	hält Insekten fern, hilft bei Sommerekzemen, süßlich
Lavendel	Allrounder, beruhigend, antiseptisch, kühlend, typischer Lavendelduft
Liebstöckel	schweißhemmend, würziger Duft
Limette	erfrischend
Linaloeholz	neuerdings häufig als Rosenholzersatz verwendet, da der Rosenholzbaum vom Aussterben bedroht ist, stärkend, schützend und regenerierend, bei trockener und gereizter Haut, Dermatitis und Schnittwunden, holzig, blumig, frisch
Linde	für fettige und unreine Haut, durchblutungsfördernd, süßlich, frisch
Malve	lindert Insektenstiche, Schwellungen und Rötungen, bei sensibler, irritierter und schuppige Haut, blumig frisch
Mango	Sonnenschutz, hoher Gehalt an Vitamin A und C, schützt vor freien Radikalen, schön fruchtig
Melissenöl (Zitronenmelissenöl)	antibakteriell, beruhigend, anregend, erfrischend, pilztötend, für nervöse, schuppende, trockene, reife Haut
Milch	typischer Milchgeruch, cremiger und süßer Allrounder
Mousse au Chocolat	süß, schokoladig

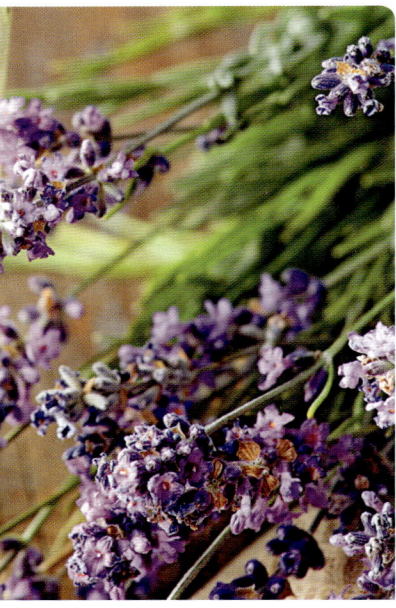

Lavendel

Muskatellersalbei	antibakteriell, stark aromatisch, balsamisch, würzig, bei unreiner, fettiger Haut, nicht während der Schwangerschaft verwenden
Myrrhe	bei Ekzemen entzündlicher Haut, balsamisch warmer Duft
Myrte	wirkt positiv stimulierend und beruhigend, würzig süß
Narde	wirkt beruhigend, antibakteriell, pilz- und entzündungshemmend, Duft sehr erdig
Orange	für reife, trockene, anspruchsvolle Haut, fruchtig
Patchouli	holzig süßer balsamischer Duft, durchblutungsfördernd, belebend für den Kreislauf, für trockene und müde Haut, angebliche aphrodisierende Wirkung, bekannt als „Hippieduft"
Pfefferminz (Minze, Krauseminze)	klärend, erfrischend, kühlend, Schweißschutz, für unreine Haut, für Fußgele und Fußcremes, beugt Fußpilz vor, nicht während der Schwangerschaft verwenden
Pflaume	fruchtig, etwas mandelig im Geruch, beruhigend, für jeden Hauttyp
Rosmarin	adstringierend, antiseptisch, desinfizierend, anregend, keimtötend und durchblutungsfördernd, gut bei fettiger Haut und für die Kopfhaut, in Massageöl, nicht reizend, harzig würziger Duft
Salbei	schweißhemmend, bei Akne und fettiger Haut, aromatisch harziger, leicht bitterer Duft, nicht während der Schwangerschaft verwenden
Sandelholz	wirkt beruhigend, gegen Herpes und bei irritierter Haut, warm-maskuliner Duft
Styrax	vom Harz des Storaxbaumes, wirkt entzündungshemmend, antiseptisch, beruhigend, bei Ekzemen, Schuppenflechte, Akne, Erfrierungen und Verbrennungen, würzig-aromatisch-sinnlich, sehr intensiv
Teebaum	bei Akne, reguliert den Talgabfluss, heilend, stark würzig
Thymian rot	gegen rissige Hände, schweißhemmend, fettige Haut, sehr würzig scharfer Duft
Vanille	antimikrobiell, entzündungshemmend, bei Neurodermitis und Ekzemen, süßlich
Vanille-Berries	Mischung, süßlich fruchtig

Veilchen	beruhigend, klärend, hellt die Stimmung auf, blumig süß
Vergissmeinnicht	beruhigend, entzündungshemmend, blumiger Duft
Weihrauch	wirkt entspannend, entzündungshemmend, gilt als besonders heilungsfördernd bei Narben, holzig süßlich
Wildkirsche	sehr süß und fruchtig
Winterduft	Mischung, feiner Adventsduft
Wintergrün	Mischung, frisch und knackig wie Eis
Ylang-Ylang (bedeutet übersetzt „Die Blume der Blumen")	intensiver blumiger Duft, ausgleichend, harmonisierend, feuchtigkeitbindend, für alle Hauttypen, besonders fetter Haut, da es die Talgproduktion reguliert, bei Lustlosigkeit, gilt in Indien als aphrodisierend
Ysop	wirkt antiviral, antibakteriell und entzündungshemmend, Duft würzig, krautig, kampferartig
Zedernholz	wirkt beruhigend, antibakteriell und pilzhemmend, anregend, kühlend, antiseptisch, schweißhemmend, entgiftend, bei Ekzemen und Akne, fetter Haut, beliebt für Rasierwasser, warmer, holzig balsamischer Duft
Zimt	wirkt entzündungshemmend, gegen Pilzinfektionen, antiviral und antibakteriell, süßlich würzig, nicht während der Schwangerschaft verwenden
Zistrose (Felsrose)	wirkt antibakteriell und regt die Zellregeneration an, frisch-würzig und süß
Zitrone	für großporige, fettige und reife Haut, fruchtig
Zypresse	kühlend, antiseptisch, entzündungshemmend, schweißhemmend, entgiftend bei fetter Haut, für Rasierwasser, holzig würzig

Duft-Veilchen

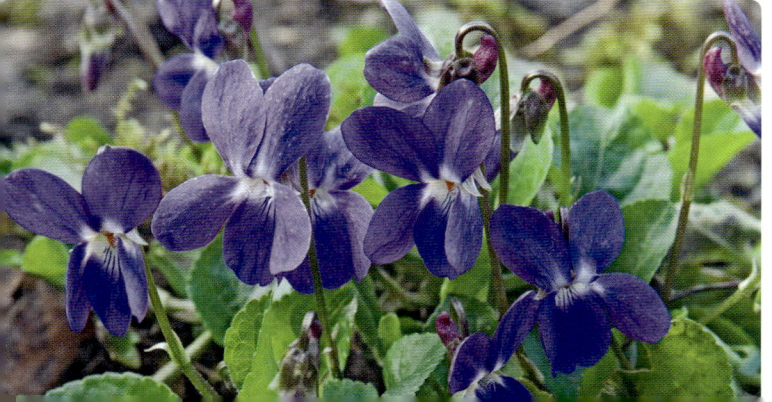

VITAMINE

A (Retinol, Vita-min-A-Palmitat oder Vitamin-A-Acetat)	dickflüssig zu bekommen, für alle Hauttypen geeignet, besonders gut bei Akne, heilend, regt die Zellteilung an, fängt freie Radikale, Sonnen-schutz, Anti-Aging, macht bei manchen Sensiblen die Haut lichtempfindlich, sparsam einsetzen
ACE-Fluid	dickflüssig, zur Milderung von Hautschädigun-gen, verringert die Faltentiefe, verbessert die Hautfeuchtigkeit, schützt vor freien Radikalen, für reife, trockene Haut
B_1 (Thiamin)	gegen frühzeitige Alterung, bei Hautunreinheiten, Entzündungen und Irritationen
B_2 (Riboflavin)	besonders für gesunde Nägel und Haare, für die Haut durchblutungsfördernd, feuchtigkeitsbin-dend, beruhigend
B_3 (Niacin)	wasserlöslich, Radikalfänger, stärkt den Säure-schutzmantel, fördert die Zellerneuerung, schützt vor vorzeitiger Hautalterung, Austrocknung und Verhornung
B_5 (Provitamin B_5, Dextopanthenol, D-Panthenol)	wasserlöslich oder dickflüssig zu bekommen, lindert und vermindert Hautreizungen, entzün-dungshemmend, wundheilend, beruhigend, feuchtigkeitsbindend, regenerierend
B_6 (Pyridoxin)	gegen Schuppen und Fältchen, reguliert die Talg-produktion und lindert Allergieneigungen
B_7 (Vitamin H, Biotin)	gegen Unreinheiten, universeller Schönmacher, regt den Haarwuchs an, bei Ekzemen, trockener, grauer und blasser Haut
B_9 (Folsäure)	für den Zellaufbau der Haut notwendig, bei tro-ckener und spröder Haut sowie Ekzemen
B_{12} (Coenzym B_{12}, Cyanocobalamin)	wasserlöslich, eigentlich ein dunkelrotes, kristal-lines Pulver, aber in flüssiger Form in Ampullen erhältlich und dann leichter einzuarbeiten, auf-bauend, zellerneuernd, regenerierend, entzün-dungshemmend, für reife Haut, Neurodermitis und Schuppenflechte
C (Ascorbinsäure)	dickflüssig zu bekommen, Antioxidans, für Neu-bildung von Kollagen, hellt Pigmentflecken auf, eher bei Akne, fettiger und unreiner Haut, heilend, gegen Altersflecken, verstärkt die Wirkung von Vitamin E, kann auch reizend wirken

D (Colecalciferol, Calcio)	Sonnenschein-Vitamin, stärkt die Widerstandskraft der Haut
E (Tocopherol)	dickflüssig, Allround-Vitamin, besonders für trockene, irritierte Haut, zur Milderung von Hautschädigungen, Antioxidans, entzündungshemmend, macht die Haut glatter und geschmeidiger, verhindert Altersflecken
Pro Vit F	dickflüssig, bei abschuppender, trockener, rauer und spröder Haut und Kopfhaut
K (Rutin)	gefäßfestigend, abschwellend, entzündungshemmend

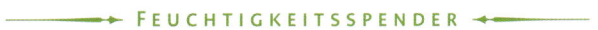

FEUCHTIGKEITSSPENDER

Allantoin	Pulver, feuchtigkeitsspendend, glättend, wundheilend, reizlindernd, für empfindliche, gereizte, rissige, nervöse und trockene Haut, schweißhemmend, auch für Babypflegeprodukte geeignet, gilt als Schönheitselixier
Feuchtigkeitsfaktor NMF	Wirkstoffkonzentrat (aus Aminosäuren, Urea, Fructose und Vitaminen), um den Feuchtigkeitsverlust auszugleichen
Glycerin	feuchtigkeitbindend, erhöht die Hautelastizität und zieht schnell ein
Lipoderminkonzentrat	guter Feuchtigkeitsspender (aus Wasser, Lecithin und Alkohol), Träger von wasserlöslichen Stoffen, für unreine Haut
Hyaluronsäure	in Pulverform oder in Flüssigkeit gelöst, kann ein Vielfaches ihres Gewichts an Wasser binden, Antifaltenwirkstoff, für extrem trockene Haut, streng genommen gehört sie zu den Verdickern
Peptide	anregend, feuchtigkeitbindend
Urea	(nicht zu verwechseln mit Harnsäure) kristallines Pulver, bindet Wasser, für extrem trockene und verhornte Haut, wirkt antibakteriell, stillt Juckreiz und löst Schuppen, erhöht die Hautfeuchtigkeit

→► PFLANZLICHE WIRKSTOFFE ◄←

Aloe Vera 10-fach-Konzentrat (Aloe-Vera-Gel)	verengt die Poren, lindert Sonnenbrand, Juckreiz und Schmerzen, pflegt stumpfes, trockenes Haar, für feuchtigkeitsarme, rissige und trockene Haut
(Alpha-)Bisabolol	entzündungshemmender Hauptwirkstoff der Kamille, der synthetisch hergestellt wird, für empfindliche und problematische Haut, wirkt antibakteriell, beruhigend, entzündungshemmend und regenerierend, geringere Allergierate
Avocadin	wird aus Avocadoöl gewonnen, wirkt entzündungshemmend, schützt vor Faltenbildung, bei trockener oder reifer Haut, Neurodermitis, Schuppenflechte, für Sonnenschutz- und After-Sun-Produkte
Da Zao (Chinesische Dattel)	wundheilend, feuchtigkeitsbindend, glättend, erhöht die Widerstandsfähigkeit der Haut, geeignet auch bei leichten Verbrennungen, für empfindliche, raue oder gerötete Haut
Feigenkaktus	Pulver, wirkt anregend, belebend, entzündungshemmend und angeblich auch potenzsteigernd
Fibrostimulin	eine Zucker-Eiweiß-Verbindung aus Kartoffeln für reife Haut, regt das Zellwachstum an, reduziert Faltenbildung, glättet die Haut
Flavonoide	wirken antioxidativ, antibakteriell, fördern die Wundheilung, zur Regeneration schlaffer Haut, bei fahler Haut, geeignet für Problemhaut wie zum Beispiel bei Akne, Ekzemen und Herpes
Gamma-Linolensäure (GLA)	Fettsäure aus Nachtkerzensamen, Schwarzer Johannisbeere und Borretsch, bindet Feuchtigkeit, wirkt schützend, regenerierend und hautverjüngend, Radikalfänger, bei extrem trockener Haut, Neurodermitis, Schuppenflechte
Grapefruitkernextrakt	bei unreiner, zu Entzündungen neigender Haut, für Konservierung geeignet
Grünteeextrakt	beruhigend, ausgleichend, harmonisierend, entzündungshemmend, bei irritierter, sensibler, zu Allergien neigende Haut
Meristemextrakt	Extrakt aus bestimmtem Gewebetyp von verschiedenen Pflanzen, verhindert Juckreiz und Bläschenbildung, für empfindliche, zu Allergien neigende Haut, erhöht die Widerstandskraft der Haut

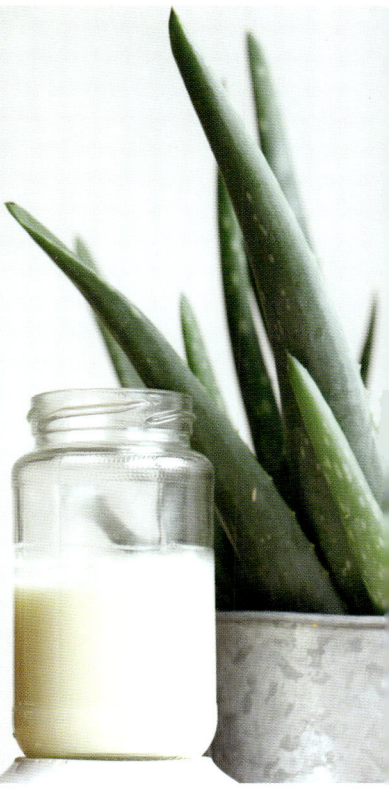

Aloe Vera

Sorbit (Sorbitol)	aus Kernobst stammender, synthetisch hergestellter Zuckeralkohol, macht die Haut weich, alle Hauttypen
Squalane	dem menschlichen Hautfett ähnlicher pflanzlicher Pflegestoff aus Oliven, schützt vor Feuchtigkeitsverlust, wirkt sehr glättend und pflegend, für empfindliche, trockene, spröde und schuppige Haut, bei Hautproblemen wie Schuppenflechte und Neurodermitis
Weizenprotein (Elastinpulver P)	aus Weizengluten, hautglättend, schützend, pflegend, feuchtigkeitsbindend, gibt samtiges Hautgefühl, guter Silikonersatz, da es die Poren nicht verschließt und die Kopfhaut atmen lässt
Zi Cao	aus Steinsamenwurzeln gegen Unreinheiten, stark pflegend, für sensible Haut
Zinnkraut (Schachtelhalm, Ackerschachtelhalm)	wirkt porenverengend, bei entzündlicher und unreiner Haut

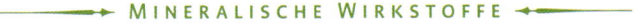

MINERALISCHE WIRKSTOFFE

Alaun	desinfizierend, blutstillend, schweißhemmend, für sensible Haut
Bioschwefel Fluid (Sulfur)	Aknemittel, für fettige unreine Haut
Hausnatron	für sprudelnde Badezusätze
Kaolin (Porzellanerde, Porzellanton)	weiße Tonerde, vor allem für dekorative Kosmetik und Rasierseifen, abdeckend, reinigend
Kieselsäure	Verbindung mit Sauerstoff als Siliziumdioxid, feuchtigkeitsbindend, beeinflusst den Hautstoffwechsel positiv, stützt den Aufbau des Bindegewebes und fördert das Wachstum von Haar und Fingernägeln, Zahnputzmittel, bei Akne, Hautreizungen, Insektenstichen sowie leichten Verbrennungen
Magnesiumstearat	Magnesiumsalz der Stearinsäure, für Puder

Meersalz	aus Meerwasser gewonnenes Salz, enthält neben Natriumchlorid auch Kalium, Magnesium und Mangan
Talkum	Magnesiumsilikathydrat, ein sehr häufig vorkommendes Mineral, für Puder
Titanoxid	mineralisch, oxidiertes Titan, deckendes, weißes Pigment
Zinkoxid	bei Schuppenflechten und Hautpilzen, wirkt antibakteriell und fungizid

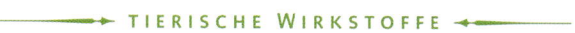

TIERISCHE WIRKSTOFFE

Honig	bei trockener, rissiger, spröder Haut
Kollagen (Collagen)	Gerüsteiweiß, sorgt für Elastizität, Festigkeit und den richtigen Feuchtigkeitsgehalt der Haut sowie den ständigen Wiederaufbau ihrer Zellen
Milchpulver	als Kuh-, Voll- und Magermilchpulver, Schaf-, Ziegen- und Stutenmilchpulver im Handel, stabilisiert den Säureschutzmantel, belebend, glättend, feuchtigkeitsbindend, vitamin- und mineralstoffreich, lässt Cremes besser in die Haut einziehen
Milchsäure	als pH-Regulator, Peeling und Feuchthaltemittel einsetzbar
Perlenpulver	altbewährtes, edles Schönheitsprodukt der Antike, mit Aminosäuren und vielen Spurenelemente, schützend und aufbauend, verzögert die Hautalterung und verringert die Faltenbildung, in hochwertigen Cremes für die reifere Haut
Propolis	von Bienen hergestelltes Kittharz aus Pflanzensekreten, Pollen und Wachs, enthält viele Vitamine und Mineralstoffe, fördert die Wundheilung, für Problemhaut, insbesondere bei Akne und Ekzemen, bei Herpes, zur Regeneration und Stärkung von schlaffer, fahler Haut
Seidenprotein	aus dem Proteinfaden des Seidenwurms hergestellte gelbliche Flüssigkeit, schafft ein samtiges, seidiges Hautgefühl, feuchtigkeitsbindend, Anit-Falten-Mittel

SCHÖNHEITSMITTEL MILCH

Die alten Ägypterinnen und die österreichische Kaiserin Sissi waren von der Wirkung der Wirkung der Milch überzeugt und nahmen täglich ein Milchbad. Es wirkt entspannend, die Haut wird wieder glatt und seidig. Milch ist reich an Vitamin B, Proteinen und Mineralstoffen, daher tut sie nicht nur der Haut gut, sondern macht auch die Haare glänzend und geschmeidig und stärkt zudem die Nägel.

In Kombination mit anderen Zutaten kann Milch seine besondere Wirkung noch besser entfalten: In Verbindung mit Honig erhöht sich die feuchtigkeitspeichernde Wirkung, Weizen- oder Maiskeimöl verstärkt die rückfettenden Eigenschaften und Zaubernuss die zusammenziehenden Eigenschaften.

➤ LICHTSCHUTZPIGMENTE ◆

Avellana-, Kukuinuss-, Oliven-, Jojoba-, Sesam- und Avocadoöl haben einen natürlichen Lichtschutzfaktor (LSF) der etwa bei 4 liegt. Mit diesem Schutz kann man sich also viermal so lange in der Sonne aufhalten, wie es ohne Schutz möglich wäre, bis ein Sonnenbrand droht. Auch Mangobutter, Vitamin A und Stiefmütterchentee geben einen natürlichen Sonnenschutz. Für sensible Haut ist diese Art von Schutz manchmal die Rettung, denn die handelsüblichen Sonnencremes mit chemischem Sonnenschutz sind die Nummer eins der Allergien auslösenden Emulsionen! Es gibt aber auch für die Naturkosmetik einige gute Rohstoffe für Sonnenschutzcremes, die den gekauften in der positiven Wirkung nicht nachstehen.

Bei diesen Stoffen, die für den Sonnenschutz in Cremes eingearbeitet werden können, gilt: pro Prozent in der Gesamtmenge steigt der LSF um ca. 2:
- Parsun (UVA-Filter): maximal 10 % nehmen
- SoFi O (UVB-Filter): maximal 6 % nehmen
- SoFi Tix Breitband HT (Mineralischer UVA/B/C Filter): maximal 20 % nehmen

Hier steigt der LSF um etwa 1 pro Prozent:
- SoFi W 50 % (UVB Filter): max. 6 % nehmen

> **WICHTIG**
> Bitte niemals *Johanniskrautöl* in Sonnenschutzcremes geben. Das verstärkt nämlich die Lichtempfindlichkeit der Haut! Auch *Sanddornöl* sollte nicht als pures Öl in Sonnenschutzcremes verwendet werden: Das darin enthaltene Karotin wandelt sich auf der Haut um und sorgt für eine höhere Lichtempfindlichkeit. Kleine Mengen jedoch sorgen für eine schöne Bräune.

Parsun	ein flüssiger UVA-Filter, fast geruchlose, helle und etwas ölige Flüssigkeit
Promelanin	Flüssigkeit aus Weizenproteinen, regt die Pigmentierung der äußeren Hautschichten an, für Sonnenschutz, um Hautschädigungen zu vermeiden, Einsatzmenge 5 %
SoFi O (Eusolex 6300, Parsol 5000)	UVB-Filter, in Öl löslich
SoFi Tix Breitband HT	UVA/B/C-Sonnenfilter, Mischung aus vermahlenem Titandioxid und Zinkoxid, blockiert das Eindringen von UV-Strahlen, kann mit entsprechender Dosierung sogar als Sunblocker eingesetzt werden, geeignet für Cremes, Gele und Öle; in Ölen muss manchmal kräftig vor Gebrauch aufgeschüttelt werden, zu viel davon in Cremes kann diese hart und sehr trocken werden lassen
SoFi W 50 %ig (Eusolex 232 TS liquid)	UVB-Sonnenfilter, wasserlöslich, leichter bis mittlerer Sonnenschutz für Gele und Cremes, die viel Wasser enthalten

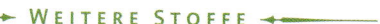

WEITERE STOFFE

Ceramide (Linolsäure)	bei trockener Haut, Schuppenflechte, Neurodermitis, zur Haarpflege
Essig	heilend und klärend, für Haut und Haar, wegen seiner reinigenden und desinfizierenden Wirkung bereits in früheren Kulturen oft verwendet, besonders bei hartnäckigen Hautkrankheiten
Goldstreusel	reflektiert das Licht, bindet intensiv Feuchtigkeit, entzündungshemmend, straffend und regenerierend, für Anti-Aging-Produkte
Hefe	reich an B-Vitaminen, bei unreiner Haut
Lycopin	ein Carotinoid, antioxidativ, als Kapseln erhältlich
Q10 (Ubichinon-10)	körpereigene Substanz, den Vitaminen K und E ähnlich, regt den Zellstoffwechsel an, Abbau von schädlichen Radikalen, Antioxidans

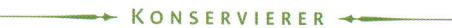

KONSERVIERER

Die Haltbarkeitsangaben sind für normale Zimmertemperaturen berechnet. Dennoch ist es sinnvoll, immer nur kleine Portionen zum Beispiel im Badzimmer zu deponieren und den Rest im Kühlschrank aufzubewahren. Tipps für längere Haltbarkeiten finden Sie auch auf Seite 22.

Antiranz	synthetisch, aus Vitamin E, einem Vitamin-C-Abkömmling, Zitronensäure und Lecithin hergestellt, Ölkonservierer *Dosierung:* 6 Tr. auf 100 g Öl *Verlängerung der Haltbarkeit:* um 6 Monate
Benzoesäure	Benzoe ist das Harz zweier Baumarten, verhindert Bakterien- und Schimmelpilzbildung *Dosierung:* 1 Tr. auf 10 g Produkt *Verlängerung der Haltbarkeit:* etwa 1 Monat
Benzoe Siam	ein ätherisches Öl aus dem Gummi des Baumes gewonnen, kann Allergien auslösen, riecht nach Vanille *Dosierung:* 2 Tr. auf 10 g Produkt *Verlängerung der Haltbarkeit:* maximal 10–14 Tage

WICHTIG

Für alle Cremes jedoch gilt: Nach Ablauf des Haltbarkeitsdatums alle Produkte entsorgen. Sobald sich vorher jedoch bereits dunkle Pünktchen (Schimmel) bilden, muss sofort und ohne Ausnahme weggeworfen werden!

Biokons	aus einem Alkohol und einem synthetisierten ätherischen Öl, für Allergiker geeignet, die auf Parabene reagieren, unangenehmer Eigengeruch, der sich auch nicht durch andere ätherische Öle überdecken lässt, für Gesichtscremes etc. daher ungeeignet, besser für Hand- und Fußpflegemixturen *Dosierung:* 3–6 Tr. pro 10 g Produkt *Verlängerung der Haltbarkeit:* je nach Dosierung 3–6 Monate
Euxyl	sehr verlässlicher Konservierer gegen Bakterien, Hefen und Schimmelpilze, „Euxyl" gibt es mit unterschiedlicher Zusammensetzung, nicht alle sind in der Positivliste des BDIH aufgeführt. Achten Sie auf die genaue Bezeichnung. *Dosierung:* 0,5–1,5 % der Gesamtmenge *Verlängerung der Haltbarkeit:* etwa 1 Monat
Grapefruitkern-extrakt	aus den Kernen und der Schale der Grapefruit gewonnen, wirkt gegen Bakterien *Dosierung:* 1 Tr. auf 10 g Produkt *Verlängerung der Haltbarkeit:* etwa 1 Monat
Heliozimt	synthetischer Duftkonservierer, kann Allergien auslösen, hemmt das Bakterienwachstum, riecht nach Vanille und Zimt *Dosierung:* 1–2 Tr. auf 10 g Produkt *Verlängerung der Haltbarkeit:* etwa 8 Wochen

Gut und sanft konserviert

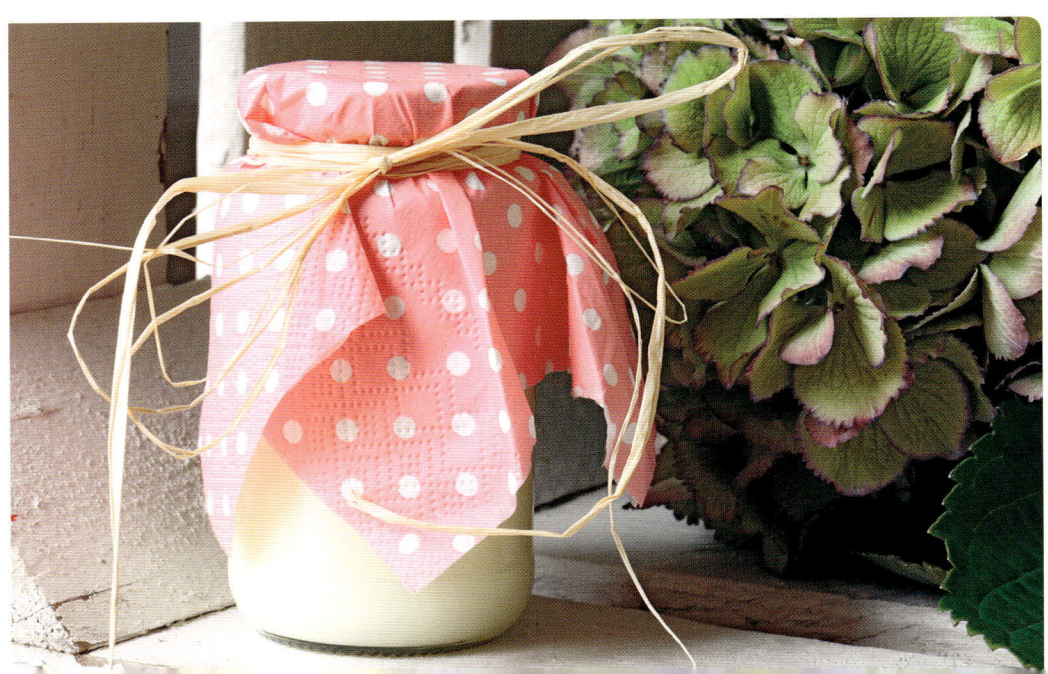

Kaliumsorbat	synthetisch hergestelltes Salz aus unreifen Vogelbeeren, nur in basischen Lösungen wirksam *Dosierung:* 1 Tr. auf 10 g Produkt *Verlängerung der Haltbarkeit:* etwa 1 Monat
Kosmetisches Basiswasser	96 %iger, vergällter Alkohol mit D-Panthenol und Duftstoff versetzt, Allrounder *Dosierung:* 5–10 % der im Produkt verwendeten Flüssigkeit *Verlängerung der Haltbarkeit:* etwa 8 Wochen
Melissengeist	Tinktur mit 79 %igem Alkohol und zwölf sorgsam ausgewählten Pflanzenextrakten, besonders für Zahnpflegeprodukte geeignet *Dosierung:* 5–10 % der im Produkt verwendeten Flüssigkeit *Verlängerung der Haltbarkeit:* etwa 8 Wochen
Paraben K	synthetisch, Mischung zweier für die Bio-Kosmetik geeigneten Konservierungsstoffe mit einem antimikrobiellen Duftstoff, leichter Mandelgeruch, besonders mild, pilzhemmend, bakterienmindernd, kann Allergien auslösen *Dosierung:* 1–2 Tr. auf 10 g Produkt *Verlängerung der Haltbarkeit:* etwa 3–6 Mon.
Rokonsal (A-Kons)	aus Benzylalkohol, Benzoesäure und Sorbinsäure, die in Glycerin gelöst sind, gegen Hefepilze, Schimmel und Bakterien, ideal bei pH 5,5 einzusetzen (eventuell mit Zitronensäure oder Milchsäure den pH-Wert senken), gut verträglich, riecht leicht nach Mandel *Dosierung:* 1 % des Produkts *Verlängerung der Haltbarkeit:* bis zu 6 Mon.
Weingeist	so gut wie reiner Alkohol, gut für fettende Haut *Dosierung:* 5 % der im Produkt verwendeten Gesamtflüssigkeit *Verlängerung der Haltbarkeit:* etwa 8 Wochen
Zitronensäurelösung	2–5 Esslöffel Zitronensäure mit 1 Liter Wasser gemischt, wirkt gegen Pilzbefall, da sie den pH-Wert ins Saure verschiebt, Zitronensäure wird auch zum Einsatz für die Einstellung des pH-Wertes genommen *Dosierung:* 1 TL auf 30 g Produkt *Verlängerung der Haltbarkeit:* 4 Wochen
Zitronensäurepulver	auch zum Senken des pH-Wertes geeignet *Dosierung:* 0,5 g auf 100 g Produkt *Verlängerung der Haltbarkeit:* 4–6 Wochen

EIN WORT ZU DEN PARABENEN
Parabene sind in Verruf geraten, weil eine einzelne amerikanische Studie Spuren davon in Brustkrebstumoren nachgewiesen hatte. Bis heute jedoch konnte wissenschaftlich nicht der Beweis erbracht werden, dass es einen tatsächlichen Zusammenhang dazu gibt und selbst die Zeitschrift „Öko-Test" beurteilt die Parabene nicht negativ. Für die natürliche Kosmetik ist das Paraben K, eine Mischung aus milden Konservierungsstoffen mit einem antimikrobiellen Duftstoff, ein Mittel der Wahl.

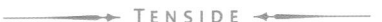
TENSIDE

Sie unterscheiden sich in Charakteristika wie Schaumbildung, Pflegeverhalten oder Menge an waschaktiven Substanzen (WAS). Die Erfahrung hat gezeigt, dass es sinnvoll ist, generell Tenside zu mischen, um optimale Ergebnisse zu bekommen.

Welche Tensidmenge für Ihr Produkt optimal ist, kann recht unterschiedlich sein. Hier Faustregeln für die richtige Tensidkonzentration (Einsatzkonzentration EK):

• für normale bis eher fettige Haut und Haare: 12–15 %
• für trockene, sensible Haut und trockenes, sprödes Haar: 10–12 %
• für Gesichtsreinigung und Babypflege: 1–3 %
• für Badezusätze und Duschgele: 20–35 %

Betain	synthetisch hergestellter Stoff der Zuckerrübe, hautfreundlich, für alle Haut- und Haartypen, für Duschgele, Shampoos, Waschcremes, -gele und Ähnliches *WAS 30 %, EK 2–50 %*
Cocosglucosid	gute Waschkraft, alle Haut- und Haartypen, für Duschgele, Shampoos, Waschcremes, -gele und Ähnliches *WAS 51 %, EK 10–100 %*
Collagentensid P	mild, gute Hautverträglichkeit, alle Haut- und Haartypen, für Duschgele, Shampoos, Waschcremes, -gele und Ähnliches *WAS 30 %, EK 5–80 %*
Facentensid	teilweise aus Zitronensäure und Fettalkoholen, erzeugt feinen Schaum, mit emulgierenden Eigenschaften, hautfreundlich, reizfrei, alle Haut- und Haartypen, für Duschgele, Shampoos, Waschcremes, -gele und Ähnliches *WAS ca. 35 %, EK 2–50 %*
Glycintensid	gute Haut- und Schleimhautverträglichkeit, schäumt sehr gut, alle Haut- und Haartypen, für Duschgele, Shampoos, Waschcremes, -gele und Ähnliches *WAS 39 %, EK 3–10 %*
Sanfteen (Eigenname der Hobbythek)	sanftes Tensid aus Zucker und Kokosfettsäuren, gute Hautverträglichkeit, feiner Schaum, für alle Haut- und Haartypen, für milde Duschgele, Shampoos, Waschcremes, -gele und Ähnliches *WAS 65 %, EK 0,5–5 %*

SLSA	trocknet die Haut nicht aus, besonders mild und hautfreundlich, vor allem für sensible Haut, für Bars besonders geeignet *WAS 65 %, EK 1–20 %*
Tensidmischung	Mischung aus Facetensid, Betain und Sanfteen *WAS 38 %, EK 2–50 %*
Zetesol 856 T	hohe Waschkraft, daher nur als Co-Tensid geeignet, besonders gut bei fettiger Haut, für schäumende Duschgele, Shampoos, Waschcremes, -gele und Ähnliches *WAS 56 %, EK 0,5–5 %*

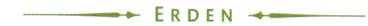

ERDEN

Heilerde (Luovos)	besteht, je nach Herkunft, aus Quarz, Feldspat, Kalkspat, Dolomit, Glimmer und Montmorillonit, enthält Silizium, Eisen, Kalzium, Magnesium Kalium, Aluminium und Natrium, Chrom, Kupfer, Zirkonium, Strontium und Vanadium; wirkt antiseptisch, antibakteriell, austrocknend, desodorierend, kühlend, schmerzlindernd, abschwellend und beruhigend, für Zahnputzmittel, bei Hautunreinheiten und Akne
Ghassoul (Wascherde, Lavaerde)	bei Hautunreinheiten, Neurodermitis, Schuppenflechte
Wascherde, Indische	hilft, Hautkrankheiten zu lindern
Wascherde, Mediterran	für fettige Haut, regenerierend

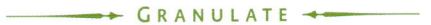

GRANULATE

Mandelkleie	aus Presserückständen bei der Mandelölgewinnung gewonnen, feines Pulver, auch für Gesichtspackungen geeignet
Mohn	für mildes und hautschonendes Peeling geeignet
Olivenstein-Mandelkern-Granulat	Pulver aus gemahlenen Oliven- und Mandelsteinen, macht die Haut zarter und frischer, bei normaler und unreiner Haut
Seesand	leichter Peeleffekt, macht die Haut weich und geschmeidig

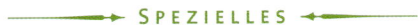

SPEZIELLES

SPEZIELLES FÜR DIE HAARE

Haarchitin	aus dem Chitinpanzer von Krustentieren, verbessert die Kämmbarkeit des Haares, schützend, wirkt Splissbildung entgegen
Haarguar (Haarguar HT)	aus den Samen der Guarpflanze, bildet einen Schutzfilm auf den Haaren und beugt starker Entfettung der Haare und Reizung der Kopfhaut vor, in Kombination mit Sanfteen wirkt es leicht verdickend
Haarquat P	aus Weizenprotein, gegen fliegende Haare
Haarsoft HT	wird aus Kokos-, Palmkern-, Sonnenblumen- und Maiskeimöl gewonnen, gutes Co-Tensid, rückfettend, sehr mild und reizfrei, auch für Babyprodukte und empfindliche Kopfhaut geeignet
Kurquat	synthetisch, wachsartige, weiße Perlen, glättet, wirkt statischer Aufladung entgegen, macht Haare leichter kämmbar, pflegend, für Glanz, benötigt Konsistenzgeber
Nuratin P	auf Weizenbasis, Repairstoff
Pirocton Olamin	synthetisch, Antischuppenmittel
Quat SP	synthetisch, verhindert die statische Aufladung der Haare

Salzsole	Salzlösung bestehend aus 50 g Wasser und 3 TL Salz, verhindert die Austrocknung, speziell für trockenes und strapaziertes Haar
Panamarinde (Seifenrinde)	aus einem immergrünen Baum in Südamerika, reich an waschaktiven Substanzen (Saponinen)
Vit Haar (Vithaar)	Extrakt aus Biotin, Protein und Aminosäuren, Repairmittel für Haare

SPEZIELLES FÜR DIE ZÄHNE

Antikaries FLP	Natriummonoflourphosphat, Anitkariesstoff
Schlämmkreide	gering verfestigtes Sedimentgestein, weichere Form aus weißem oder hellgrauem Kalk, allbewährtes Putz- und Schleifmittel
Süßstoff	synthetisch hergestellte oder natürliche Ersatzstoffe für Zucker, bieten Karies verursachenden Bakterien keinen Nährboden
Xylit	kariostatisch und antikariogen wirkender, natürlicher Zuckeralkohol in vielen Gemüsesorten
Zahnweiß M (Dentphos M)	Kalzium-Phosphat-Verbindung, Grundmittel in Zahncremes

SPEZIELLES FÜR DEOMITTEL

Alaun	Kristallsalze, schweißhemmend und blutstillend
Farnesol	synthetisch, konservierend und desodorierend, verhindert Körpergeruch
Odex	Zinksalz aus der Fettsäure von Rizinusöl, seifenartiger Geruch, wasserlöslich, auch als Geruchskiller in der Küche einsetzbar

Fragen und Antworten

Nicht immer ist – trotz aller Sorgfalt – das Ergebnis so, wie man es sich vorgestellt hat. Daher hier einige Tricks und Kniffe: eine kleine Hilfestellung aus meinem Erfahrungsschatz.

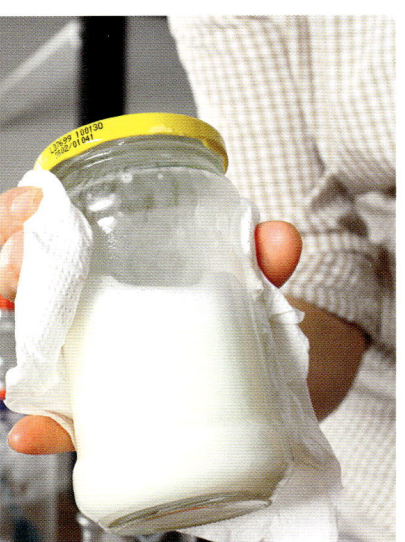

Marmeladenglasmethode

Die Creme ist zu fest oder bröckelig? Butter und Öle im Verhältnis 1:1 gemischt ergeben einen schönen Balsam.

Es eilt wieder einmal! Wie kann ich den Vorgang des Kosmetikrührens insgesamt beschleunigen? Fett- und Wasserphasen können Sie auch in der Mikrowelle erwärmen statt auf der Herdplatte. Oder versuchen Sie die Marmeladenglas-Methode: Alles in ein Glas geben, erwärmen, zudrehen, schütteln, fertig! Zur Not greifen Sie einfach auf bereits fertig gerührte auf Cremebasen zurück: gekauft oder auf Vorrat selbst gemacht (die Sie einfach einfrieren und bei Bedarf auftauen).

Das destillierte Wasser ist ausgegangen. Kann ich Leitungswasser benutzen? Ja, aber Leitungswasser sollte nicht zu hart sein und stets abgekocht werden.

Hilfe, die Creme klumpt! Tegomuls mag keine sauren Zutaten wie zum Beispiel Aloe Vera, Zitronensäure oder Salzsole. Shea- und Kakaobutter sollte man zudem nicht über 40 °C erhitzen. Beides kann dazu führen, dass die Creme klumpt. Manchmal hilft die Zugabe von anderen Emulgatoren und das Tegomuls ist wieder freundlich gesinnt. Zur Not Creme erneut leicht wärmen, geschmolzene Kakaobutter, Lamecreme oder Ähnliches dazugeben und mit etwas Glück ist die Creme gerettet!

Die Emulsion hat sich getrennt! Was tun? Das kann bei Naturkosmetik schon mal passieren, vor allem bei sehr leichten, milchartigen Konsistenzen setzt sich der wässrige Teil dann unten ab, der fettige Anteil oben. Aber das ist nur eine optische kleine Schwäche, mehr nicht. Also: Vor Gebrauch die Flasche stets gut durchzuschütteln. Manchmal hilft es, etwas Fluidlecithin Super einzuarbeiten. Falls das nicht genügt, muss die Creme sanft wieder erwärmt werden und mit etwas geschmolzenem Emulgator erneut gemischt werden.

Es hat sich Öl oder Wasser abgesetzt. Ist die Creme nun schlecht? Nein, normalerweise nicht. Falls sich Öl oder Wasser absetzen, einfach die Creme kräftig aufschütteln.

Hilfe, meine Creme ist bunt! Je nachdem, welche Öle Sie nehmen, färbt das die fertige Creme leicht ein. Olivenöl zum Beispiel macht die Cremes gelblich, Nussöle färben sie nach einigen Tagen bräunlich rosa, Avocadoöl macht Cremes etwas grün und Karotten- oder Sanddornöl leicht orange. Aber das ist alles kein Grund zur Beunruhigung, denn die Farbe geht nicht auf die Haut.
Einzig Creme mit Vitamin B_{12} in kristalliner Form färbt kräftig rot und kann auch die Haut rötlich tönen. Deshalb ist es besser, die B_{12} Ampullen zu verwenden, die färben kaum ein.

Kann ich Fettphasen auf Vorrat anrühren? Kein Problem, im Gegenteil: Sie ersparen sich damit viel Arbeit. Im Kühlschrank aufbewahrt – noch besser an einem kühlen und trockenen Ort (da der Kühlschrank eher feucht und bakterienfreundlich ist) – halten sich diese mühelos ein Jahr, bei Zimmertemperatur hingegen nur 6 Monate. Auch Einfrieren ist möglich.

Meine Creme riecht komisch. Manche Öle wie zum Beispiel Avocado-, Hanf-, Weizenkeimöl und Nussöle wie Erdnuss- oder Haselnussöl haben einen recht starken Eigengeruch. Das ist nicht weiter schlimm, nur für unser Näschen manchmal ungewohnt. Sollten Sie sehr empfindlich sein, ist es ratsam, Öle mit besonders intensivem Eigengeruch nicht zu Gesichtscremes zu verarbeiten.
Riecht die Creme (das passiert allerdings erst nach einiger Zeit oder bei zu hoher Lagerungstemperatur, im Sommer, oder weil sie in der Sonne stand) hingegen säuerlich, ist sie schlecht geworden und muss entsorgt werden.

Mein Creme ist zu flüssig. Was tun? Erst einmal abwarten, etwa 2 Tage, denn meist dicken Cremes nach. Falls das nicht der Fall ist, die Mengenangaben zugunsten der festen Fette korrigieren: Festes Wachs einschmelzen, Cremes wärmen und das geschmolzene Wachs unterrühren. Auch eine Messerspitze Gelbildner oder ein anderer Verdicker (in etwas Wasser glatt rühren, dann erst einarbeiten) kann Abhilfe schaffen.

Die Creme ist zu fest geworden. Und nun? Beginnen Sie in kleinen Schritten (maximal 5 g): Flüssigkeit dazugeben und kräftig rühren. Vorgang wiederholen, bis die gewünschte Konsistenz erreicht ist.

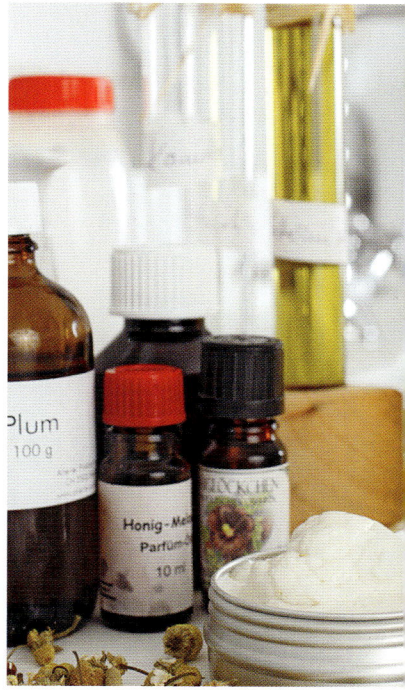

Nicht immer hat die Creme auf Anhieb die richtige Konsistenz.

Quellen und Adressen

*Für dieses Buch wurden neben der eigenen Erfahrung das Internet,
Kataloge, Zeitschriften und Bücher zurate gezogen. Dort können Sie weiterlesen,
wenn Sie noch mehr Information benötigen.*

BÜCHER UND KATALOGE

BENES-OELLER, MARGIT:
Gepflegt. Naturkosmetik für
Schönheit und Wohlbefinden, AV
Buch 2009
BRÄUTIGAM, BIRGIT: Lexikon der
kosmetischen Rohstoffe,
Books on Demand 2010
DIE KRÄUTER DER WELT, Katalog
2010/2011, Kräuter Schulte,
Gernsbach
DOLESCHALEK, PETRA: Kosmetik-
macherei, Books on Demand 2007
FABER, STEPHANIE: Das Rezept-
buch für Naturkosmetik. Über 300
Rezepte zum Selbermachen, Heyne
1974
FABER, STEPHANIE: Hobbykurs
Kosmetik. Naturkosmetik zum
Selbermachen, Heyne 1996
KLUGE, HEIDELORE: Hildegard von
Bingen. Schönheitspflege,
Pabel-Moewig 1999
MÄUSL, IRIS/SEUL, SHIRLEY:
Luxus für die Haut. Kosmetik zum
Selbermachen – verwöhnen, pfle-
gen, einfach schön sein, Goldmann
Verlag 2009
NEUHOLD, MANFRED: Naturkos-
metik und Parfum selbst gemacht,
Stocker 2006
PÜTZ, NIKLAS: Hobbythek spezial.
Natürliche Kosmetik selbst ge-
macht, Vgs 2000

INTERNETSEITEN

Aufkleber und Verpackungen:
www.aufkleber-fabrik.de
www.creme-dosen.de
www.geckopac.com

Spezielle Information:
www.kontrollierte-naturkosmetik.
de/naturkosmetik.htm (Kontrollen
und Prüfzeichen auf Kosmetik)
www.riechstoffverband.de/
fakten-rs/ (Duftstoffe)

Mengenrechner:
Alle Beschreibungen sind genau-
estens recherchiert und erprobt.
Für alle, die auf absolut Nummer
sicher gehen wollen, gibt es im
Internet auch online-Rechner wie
zum Beispiel:
www.olionatura.de/_rezepte/
mengen.php
www.olionatura.de/_rezepte/
konservierung.php
www.olionatura.de/_rezepte/
tensidrechner.php

Dennoch kann bei aller Sorgfalt
mal was schief gehen! Nur nicht
verzagen!

*Rohstoffversender
(oft mit viel Information
über die Substanzen):*
www.allerlei-praktisches.ch
www.alexmo-cosmetics.de
www.alm-oeli-shop.de
www.aroma-zentrum.de
www.behawe.com
www.biorenaissance.com
www.caelo.de
www.cosmopura.de
www.dragonspice.de
www.elas-seifenstuebchen.de
www.faircustomer.ch
www.gisellamanske.com
www.hobby-kosmetik.de
www.knack-punkt.eu
www.jean-puetz-produkte.de
www.kosmetikmacherei.at
www.Lavitanatuerlich.de
www.meinekosmetik.de
www.naturkosmetik-
  selbstgemacht.de
www.naturseife.com
www.oberhexe.com
www.olionatura.de
www.omikron-online.de
www.pura-natura.com
www.ruebe-zahl.de
www.satureja.de
www.shandiin.de
www.siedekessel.de
www.siederei.com
www.spinnrad.de
www.waschkultur.de

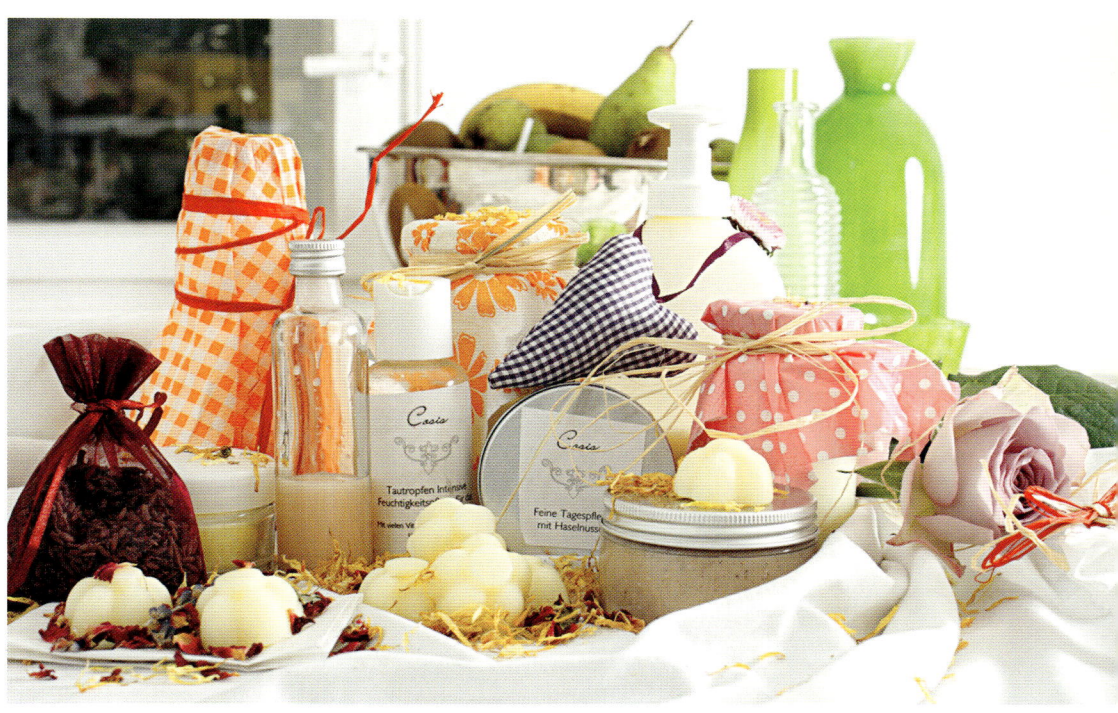

BILDQUELLEN

Bellersen Quirini, Cosima: S. 73, 111;

Christian Jung - Fotolia.com: S. 16 (Umschlag-rückseite links), 90;

Elenathewise - Fotolia.com: S. 61;

Flora Press/Emotive Images: Titelfoto;

Heinz Waldukat - Fotolia.com: S. 79;

iStockphoto/danez: S. 71 (Umschlagrückseite rechts);

iStockphoto/Elena Elisseeva: S. 11;

iStockphoto/Ruud de Man: S. 38;

Kuhn, Regina: S. 118;

Lilyana Vynogradova - Fotolia.com: S. 108 (122);

Liv Friis-larsen - Fotolia.com: S. 121;

luisapuccini - Fotolia.com: S. 112;

Martina Berg - Fotolia.com: S. 109;

mauritius images / age: S. 117;

mauritius images / CuboImages: S. 65 (vordere Klappe);

mauritius images / FreshFood: S. 63;

mauritius images / Fritz Pölking: S. 84;

mauritius images / Garden Picture Library: S. 3 (45);

mauritius images / Garden World Images: S. 66, 124;

mauritius images / imagebroker / Michael Peuckert: S. 25;

mauritius images / Klaus Siepmann: S. 115;

mauritius images / Marina Raith: S. 69;

mauritius images / photolibrary: S. 36, 83;

mauritius images / Phototake: S. 107;

petrabarz - Fotolia.com: S. 88;

pgm - Fotolia.com: S. 47.

Alle anderen Fotos stammen von Heike Schmidt-Röger.

Schnell nachgeschlagen

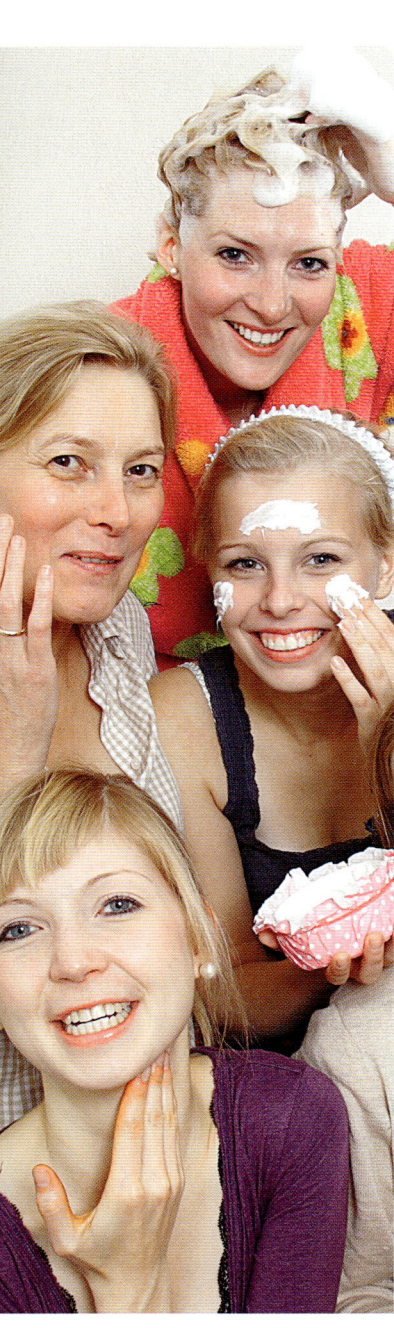

ZUR AUTORIN

Cosima Bellersen Quirini, verheiratet und Mutter von mehreren Kindern, lebt seit 1987 in Celle bei Hannover. Sie ist Inhaberin von Cosis – Die Werkstatt für natürliche Kosmetik (www.cosiswerkstatt.com) in Celle und als Dozentin für Kosmetikrühren, Seifensieden und vieles andere mehr an der Familienbildungsstätte tätig. Zudem ist sie Autorin von Belletristik und Sachbüchern mit diversen Themen.

Bibliografische Information der Deutschen Nationalbibliothek
Die Deutsche Nationalbibliothek verzeichnet diese Publikation in der Deutschen Nationalbibliografie; detaillierte bibliografische Daten sind im Internet über http://dnb.d-nb.de abrufbar.

© 2012 Eugen Ulmer KG
Wollgrasweg 41, 70599 Stuttgart (Hohenheim)
E-Mail: info@ulmer.de
Internet: www.ulmer.de
Umschlagentwurf: red.sign, Anette Vogt, Stuttgart
Innenlayout: Claudia Eder, Augsburg
DTP: red.sign, Anette Vogt, Susanne Junker, Stuttgart
Lektorat: Gabi Franz, Christine Schneider
Reproduktion: timeRay, Herrenberg
Druck und Bindung: Westermann Druck, Zwickau
Printed in Germany

ISBN 978-3-8001-7593-2